Wenn das Spiegelbild zur Qual wird

Ratgeber zur Reihe Fortschritte der Psychotherapie
Band 21
Wenn das Spiegelbild zur Qual wird
von Dipl.-Psych. Viktoria Ritter und Prof. Dr. Ulrich Stangier

---

Wenn das Spiegelbild zur Qual wird

Ein Ratgeber zur Körperdysmorphen Störung

von Viktoria Ritter
und Ulrich Stangier

HOGREFE
GÖTTINGEN · BERN · WIEN · PARIS · OXFORD · PRAG · TORONTO
CAMBRIDGE, MA · AMSTERDAM · KOPENHAGEN · STOCKHOLM

Dipl.-Psych. Viktoria Ritter, geb. 1978. 1996–2005 Studium der Psychologie in Jena. Seit 2006 Weiterbildung zur Psychologischen Psychotherapeutin (Verhaltenstherapie). 2006 Psychologin im Praktikum in der Klinik für Psychiatrie, Psychotherapie und Psychosomatik, Helios-Klinikum Erfurt. 2007 Wissenschaftliche Mitarbeiterin am Institut für Psychologie der Universität Jena und seit März 2008 Wissenschaftliche Mitarbeiterin am Institut für Psychologie der Universität Frankfurt.

Prof. Dr. Ulrich Stangier, geb. 1958. 1978–1984 Studium der Psychologie in Marburg. 1987 Promotion. 1999 Approbation zum Psychologischen Psychotherapeuten (Verhaltenstherapie). 1999 Habilitation. 1999–2004 Hochschuldozentur am Institut für Psychologie der Universität Frankfurt. 2004–2007 Professor für Klinisch-Psychologische Intervention am Institut für Psychologie der Universität Jena. Seit 2008 Professor für Klinische Psychologie und Psychotherapie am Institut für Psychologie der Universität Frankfurt.

Bibliografische Information der Deutschen Nationalbibliothek

Die Deutsche Nationalbibliothek verzeichnet diese Publikation in der Deutschen Nationalbibliografie; detaillierte bibliografische Daten sind im Internet über http://dnb.d-nb.de abrufbar.

Göttingen • Bern • Wien • Paris • Oxford • Prag • Toronto
Cambridge, MA • Amsterdam • Kopenhagen • Stockholm
Rohnsweg 25, 37085 Göttingen

http://www.hogrefe.de
Aktuelle Informationen • Weitere Titel zum Thema • Ergänzende Materialien

Umschlagabbildung: © Michael Kempf – Fotolia.com
Satz: Grafik-Design Fischer, Weimar
Gesamtherstellung: AZ Druck und Datentechnik, Kempten
Printed in Germany
Auf säurefreiem Papier gedruckt

ISBN 978-3-8017-2181-7

Inhaltsverzeichnis

Vorwort

Jeder ist irgendwann einmal unzufrieden mit einem Aspekt seiner äußeren Erscheinung. Wenn die Sorge um einen Makel im Aussehen jedoch so groß ist, dass sie den gesamten Lebensalltag bestimmt und mit erheblichen seelischen Belastungen und Einschränkungen einhergeht, kann von einer *Körperdysmorphen Störung* gesprochen werden.

Die Störung kennzeichnet die exzessive Beschäftigung mit einem eingebildeten oder allenfalls minimal erkennbaren Makel in der äußeren Erscheinung. Dieser wird als hässlich oder entstellend angesehen. Die beständige Sorge und Beschäftigung mit dem *vermeintlichen Makel* beeinflusst maßgeblich Denken, Fühlen und Handeln.

Dieses Buch möchte Sie über Krankheitsbild, Symptome, Verlauf, Ursachen und Behandlungsmöglichkeiten der Körperdysmorphen Störung informieren. Wir hoffen sehr, dass der vorliegende Ratgeber Ihnen hilft, die Krankheit besser zu verstehen, neue Perspektiven für den Umgang mit der Erkrankung zu entdecken und – vor allem einen Weg aus dem Sie einschränkenden Lebensrhythmus zu finden. Wagen Sie den Schritt hinaus ins Unbekannte! Finden Sie den Mut, die alten Ufer zu verlassen und zu neuen vorzudringen!

Frankfurt, im Januar 2010

V. Ritter und
U. Stangier

1 Körperdysmorphe Störung – was ist das?

In allen Zeiten und Kulturen haben Menschen nach Schönheit gestrebt. Schon immer war es von Vorteil, gut auszusehen. In unserer heutigen westlichen Welt herrscht ein klar vorgegebenes Schönheitsbild als Ideal vor: ein perfekt geformter Körper, eine makellose Haut. Aufwendungen für Schönheitsvermehrung haben ungeahnte Höhen erreicht. Es wird immer mehr Geld und Zeit in die eigene Schönheit investiert. Während noch vor einigen Jahren vor allem Frauen unter dem Druck von gesellschaftlichen Schönheitsidealen standen, sind heute längst beide Geschlechter betroffen. Konfrontiert mit den Bildern makelloser Models sind zunehmend mehr Menschen mit dem eigenen Aussehen unzufrieden.

Wenn die Sorge um den eigenen Körper oder ein bestimmtes Körpermerkmal das gesamte Verhalten, das Denken und das Empfinden bestimmt und sich die betreffenden Personen zunehmend mehr aus dem Leben und sozialen Beziehungen zurückziehen, kann von einer *Körperdysmorphen Störung* gesprochen werden. Die Betroffenen leiden unter der Einbildung, hässlich und entstellt zu sein. Der nicht perfekte Körper wird zu einer Zwangsvorstellung, die Macht über das gesamte Leben gewinnt. Menschen mit dieser Störung entwickeln eine schwer korrigierbare Angst, durch einen Makel, der für andere nicht oder kaum als solcher erkennbar ist, entstellt zu sein. Sie werden *beherrscht* von der ständigen Sorge um den äußeren Makel. Ihre Gedanken kreisen häufig um den vermeintlichen Defekt und sie verbringen viel Zeit mit dem Kontrollieren und Verbergen des Makels.

Die Störung kann mit einem erheblichem Leidensdruck und extremen Beeinträchtigungen in verschiedenen Lebensbereichen einhergehen. Einige Betroffene „funktionieren" im alltäglichen Leben einigermaßen gut, niemand würde eine psychische Störung vermuten. Sie sorgen sich bezüglich einzelner Details im Aussehen: kleine Narben im Gesicht oder zu dünnes Haar. Sie kommen gelegentlich zu spät zur Arbeit, weil der prüfende Kontrollblick in den Spiegel (zu Hause, im Auto, in reflektierenden Schaufenstern) und die damit verbundenen Kontrollhandlungen sie nicht fortkommen lassen. Sie gehen einer regelmäßigen Arbeit nach und erfüllen die geforderten Aufgaben. Manchmal sind sie gedanklich mit dem Makel beschäftigt. Sie haben Freunde, leisten gute Arbeit in ihrem Beruf, sind nur leicht durch die Störung beeinträchtigt und stehen die Auseinandersetzung mit verschiedenen Situationen irgendwie durch, zumeist mit einigem Kraft- und Zeitaufwand und mit starkem Unbehagen.

Bei schweren Formen der Körperdysmorphen Störung sind die gesellschaftlichen, zwischenmenschlichen und intimen Beziehungen in Gefahr – sie drohen, daran zu zerbrechen. Das gesamte Leben ist auf den Makel ausgerichtet. Die Betroffenen ziehen sich aus ihrem gewohnten Umfeld und dem gesellschaftlichen Leben zurück, verlassen ihr Haus oder ihre Wohnung nicht mehr, fühlen sich an ihr zu Hause „gekettet". Es ist für sie problematisch, einer regelmäßigen Arbeit nachzugehen. Oder aber sie fühlen sich nicht in der Lage, alltäglich Dinge (Einkaufen gehen, Besorgungen machen etc.) zu erledigen. Sie meiden offizielle Anlässe, um ihrer Umwelt den eigenen Anblick nicht zumuten zu müssen. Sie wünschen sich, sie wären unsichtbar und fühlen sich niemals wohl in ihrer Haut. Depressivität, Isolation, tiefgreifende Ängste und Suizidalität können die Folge sein.

Möglicherweise leiden auch Sie im Stillen und hüten Ihre Vorstellung bezüglich des Makels wie ein tiefes Geheimnis. Empfinden Scham und Ekel, tiefe Traurigkeit und Angst – starke Emotionen, die manchmal sehr übermächtig werden können. Fühlen sich erschöpft von den ewigen Kontrollhandlungen, dem Bespiegeln, dem Verdecken und Kaschieren des Makels, den damit einhergehenden Gedanken und Gefühlen. Oder haben Angst vor der Zukunft – der Makel könnte mit der Zeit noch auffälliger oder hässlicher werden.

Für Sie als Angehöriger, Lebenspartner oder Freund ist die Sorge um den vermeintlichen Makel oftmals schwer nachvollziehbar. Sie sorgen sich um den geliebten Menschen an Ihrer Seite. Sie sind bemüht, die Selbstwahrnehmung zu korrigieren und versichern mehrfach täglich Schönheit oder Makellosigkeit – ohne Erfolg. Sie konsultieren Schönheitsspezialisten, bezahlen Schönheitsoperationen oder sind auf der Suche nach professioneller psychotherapeutischer oder psychiatrischer Hilfe.

Eine der großen Fragen, die sowohl Betroffene als auch Angehörige beschäftigt: Woher kommt die Störung eigentlich? Es gibt eine Vielzahl von Faktoren, die zur Entstehung der Störung beitragen können. Wir werden sie in Kapitel 2 genauer betrachten. Das wird Ihnen helfen, ein besseres Verständnis für die Störung zu entwickeln.

Die eigene Auseinandersetzung mit der Störung ist nicht leicht. Wir persönlich finden, dass der Blick hinter „die Maske“ eines der mutigsten Dinge ist, die Sie in Ihrem Leben tun können. Dabei kann die Unterstützung von einem Psychotherapeuten oder Psychiater Ihnen helfen, insbesondere wenn Sie unter der Störung leiden und selber ratlos sind. In Kapitel 3 dieses Ratgebers finden Sie einen Überblick über aktuelle Behandlungsmöglichkeiten der Körperdysmorphen Störung. Wir möchten Ihnen hier vor allem genauer nahe bringen, was Sie in einer Psychotherapie erwartet, wie eine Kognitive Verhaltenstherapie abläuft und wie erfolgreich man Psychotherapie und Einnahme von Psychopharmaka bei der Behandlung der Körperdysmorphen Störung einsetzen kann.

In Kapitel 4 werden wir über die Erfahrungen einer unserer Patientinnen mit der Störung und der Kognitiven Verhaltenstherapie berichten. Für all jene, die diesen Ratgeber als Angehörige lesen, gibt Kapitel 5 einen Überblick, was Sie als Angehöriger tun können, um Ihrem Betroffenen zu helfen.

1.1 Körperdysmorphe Störung – woher stammt der Begriff?

Schönheitskult, Schönheitsverehrung und die Beschäftigung mit Makeln in der äußeren Erscheinung haben bereits die Antike geprägt. Die griechische Kultur hat Schönheit idealisiert und Figuren geschaffen, in denen ideale Proportionen verwirklicht waren. Ihre Mythologie erzählt jedoch auch von Schrecklichem und Hässlichem.

Historischer Exkurs

Der Begriff „Körperdysmorphe Störung“ hat seine Wurzeln im Griechischen. Dort ist das Wort „dysmorphía“ (dys = von der Norm abweichend; morphia = Gestalt) aus den Geschichten von Herodot abgeleitet. Er berichtet über Dysmorphía, das hässlichste Mädchen in Sparta. In den Geschichten von Homer (9. Jhd. v. Chr.) findet sich das männliche Gegenstück zu Dysmorphía: Thersites, Krieger im Heer gegen Troja. „... Er schielte auf einem Auge und lahmte auf einem Fuß. Er hatte höckrige und eingebogene Schultern und einen Spitzkopf, dessen Scheitel mit dünner Wolle besät war. Widerlich war er ...“

Der *Begriff „Dysmorphophobie“* wurde Ende des neunzehnten Jahrhunderts durch den italienischen Psychiater Enrico Morselli geprägt, der die seltene Störung erstmals wissenschaftlich dokumentierte (1886). Er verstand hierunter das von den Betroffenen beschriebene subjektive Gefühl der Hässlichkeit oder der körperlichen Missgestaltung trotz normalen Aussehens, wobei der Betroffene glaubt, von anderen in ähnlicher Weise wahrgenommen zu werden. Scham und sexuelle Hemmung werden von Morselli als zentrale Emotionen hervorgehoben.

Einige Jahre später schilderte Sigmund Freud in seinem berühmten Fallbericht „Der Wolfsmann“ die Symptomatik einer Körperdysmorphen Störung. Sein Analysand fühlte sich durch Schwellungen und Krater auf seiner Nase so sehr verstümmelt, dass er seine täglichen Beschäftigungen und seine Arbeit vernachlässigte. Der einzige Lebensmittelpunkt war ein kleiner Taschenspiegel, in dem er sich ständig betrachtete. Sein Schicksal hing davon ab, was er ihm zeigen werde.

Verschiedene Epochen haben in Folge unterschiedliche Bezeichnungen geprägt. Jahrreis (1930) bezeichnete die Störung als „Schönheitshypochondrie“, die Betroffenen als „Hässlichkeitskümmerer“. In den sechziger Jahren des vergangenen Jahrhunderts wurden diese Konzepte aufgegriffen und Schönheitshypochondrie als Sorge um einen einzelnen Aspekt in der äußeren Erscheinung beschrieben, der als abstoßend oder lächerlich erlebt wird. Bezog sich die Sorge ausschließlich auf ein verändertes Aussehen der Haut oder Haare, wurde von „dermatologischer Hypochondrie“ gesprochen. Nahm die Sorge wahnhaften Charakter an, wurde sie als „hypochondrische Psychose“ klassifiziert.

Brosig prägte 2000 den Begriff des „Dorian-Gray-Syndrom“. Hierbei geht die Körperdysmorphe Störung mit dem starken Wunsch nach Bewahrung der Jugendlichkeit bei gleichzeitiger seelischer Unfähigkeit zu altern und damit auch seelisch zu reifen einher. Typisch für das Syndrom ist der exzessive Gebrauch von sog. Lifestyle-Medikamenten (vgl. Kapitel 1.3.2).

1980 fand die Störung erstmalig Eingang in die Klassifikationssysteme psychischer Störungen unter dem *klassifikatorisch älteren Begriff „Dysmorphophobie“*. Dieser wurde Ende der 80er Jahre des letzten Jahrhunderts *durch die Bezeichnung „Körperdysmorphe Störung“ ersetzt*, da Angst und Vermeidungsverhalten *nicht* im Vordergrund des klinischen Erscheinungsbildes stehen.

1.2 Woran erkennt man eine Körperdysmorphe Störung?

Die Körperdysmorphe Störung ist eine psychische Erkrankung, bei der die andauernde und zwanghafte Beschäftigung mit einem eingebildeten oder nur minimal erkennbaren Makel im Aussehen im Mittelpunkt steht. Betroffene gehen davon aus, dass dieser für andere ebenso offensichtlich ist und befürchten, angestarrt, abgelehnt und abgewertet zu werden.

Im nachfolgenden Kasten finden Sie die typischsten Körperregionen, bezüglich derer sich Menschen mit einer Körperdysmorphen Störung sorgen:

Typische Körperteile/Körperregionen, die Gegenstand der Sorge sein können

- **Gesicht:** Größe/Krümmung der Nase, Augenabstand, Augenform, Augenbrauen, Beschaffenheit der Augenlider, Form des Kinns, des Kiefers, der Wangen, Form der Lippen, Form/Farbe der Zähne, unsymmetrische Gesichtsform, Größe oder Form der Ohren.
- **Haut:** Falten, Flecken, Schwellungen, Gefäßzeichnungen, Poren, Narben, blasse oder gerötete Gesichtsfarbe.
- **Haare:** Übermäßige Gesichts- oder Körperbehaarung, Beschaffenheit der Kopfhaare, zu geringer Haarwuchs, Haarausfall, unpassende Schambehaarung.
- **Beine:** Vermeintliche X-oder O-Beine, Form der Waden, Form der Knie.
- **Brüste, Brustwarzen:** Größe/Form der Brüste, Größe/Form der Brustwarzen.
- **Bauch, Hüften:** Beschaffenheit der Bauchdecke, Weite der Hüften.
- **Körperstatur:** Schmächtiger Körperbau.
- **Genitalien:** Größe des Penis, Größe der Schamlippen.

Die häufigsten Beschwerden beziehen sich auf einen Makel im Gesicht; hier vor allem Asymmetrien oder die Form bestimmter Gesichtsteile. Die Betroffenen sind von der ängstlichen Vorstellung getrieben, ihre Nase sei zu groß, zu dick, zu breit oder zu hakenförmig, der Augenstand zu eng oder zu weit, die Augenlider zu schlaff, die Lippen zu schmal, das Kinn zu weit nach vorn stehend oder „fliehend“, die Zähne zu weit oder zu eng auseinanderstehend.

Auch die Haut ist aufgrund der unmittelbaren Sichtbarkeit ein zentrales Organ für die Beobachtung von körperlichen Veränderungen. Im Mittelpunkt der Besorgnis daher ebenso können Falten, feine Linien, Flecken, Hautporen, minimale Narben, Muttermale, Pigmentstörungen, Gefäßzeichnungen, Blässe oder Rötung der Haut, übermäßige Körper- oder Gesichtsbehaarung, Haarausfall, zu dünnes Kopfhaar, übermäßiges Schwitzen oder übermäßiger Körpergeruch stehen.

Sorgen bezüglich vermeintlicher Defekte in eher verborgenen Regionen des Körpers werden aufgrund von Verlegenheit oder Scham eher seltener spontan geäußert: Frauen sorgen sich bezüglich zu kleiner Brüste und befürchten, nicht feminin genug zu sein. Oder sie befürchten, ihre Schamlippen seien zu klein oder zu groß. Männer befürchten, ihr Penis sei zu klein oder zu schmal und fühlen sich dementsprechend nicht maskulin genug. Sie glauben, dass sie für Frauen nicht begehrenswert und demzufolge nur ein „halber" Mann seien.

Eine spezielle Form der Körperdysmorphen Störung ist die sogenannte *„Muskel-Dysmorphie"*, bei der vor allem Männer überzeugt sind, ihre Muskulatur sei extrem schlecht ausgebildet. Sie empfinden ihren Körper trotz Muskulösität als zu schmächtig und verbringen täglich mehrere Stunden im Fitnessstudio. Exzessives Gewichte heben und Anabolikamissbrauch gehen mit dieser speziellen Form einher.

Zu *Beginn* sind die Betroffenen oftmals nur wegen einer Körperregion oder einem Körperteil besorgt. Im weiteren Verlauf der Erkrankung können jedoch neue Körperregionen hinzukommen, die ebenfalls eine Bedrohung darstellen und in den Mittelpunkt der Aufmerksamkeit geraten. Der „ursprüngliche" Makel wird dabei keinesfalls aufgegeben. Im Verlauf der Erkrankung können durchschnittlich etwa drei bis vier Körperteile Gegenstand der Beschäftigung sein.

Um zu prüfen, ob Ihre Beschwerden auf eine Körperdysmorphe Störung (KDS) hindeuten, sind zur ersten Orientierung folgende Fragen hilfreich:

1. Haben Sie sich jemals wegen eines bestimmten Aspekts Ihres Aussehens Sorgen gemacht? ☐ Ja ☐ Nein
2. Haben Sie sich jemals in irgendeiner Weise für entstellt oder missgebildet gehalten (z. B. Nase, Haare, Haut, Körperbau)? ☐ Ja ☐ Nein

3. Haben Sie sich jemals um Ihre Körperfunktionen Sorgen gemacht (z. B. übermäßiger Körpergeruch, übermäßiges Schwitzen)? ☐ Ja ☐ Nein
4. Haben Sie wegen dieser Sorgen bereits einen Hautarzt/plastischen Chirurgen/Hausarzt aufgesucht oder glaubten Sie, einen aufsuchen zu müssen? ☐ Ja ☐ Nein
5. Wurde Ihnen schon von Ärzten oder anderen gesagt, dass Sie normal seien, obwohl Sie der Überzeugung sind, dass etwas mit Ihrem Aussehen oder Ihren Körperfunktionen nicht stimmt? ☐ Ja ☐ Nein
6. Haben Sie schon viel Zeit damit verbracht, sich mit einem Makel im Aussehen oder eine Störung von Körperfunktionen zu beschäftigen? ☐ Ja ☐ Nein
7. Haben Sie jemals viel Zeit damit verbracht, einen Makel im Aussehen oder eine Störung von Körperfunktionen zu verbergen? ☐ Ja ☐ Nein

Wenn Sie *mehrere* der Fragen bejaht haben, dann gibt es Hinweise, dass eine KDS vorliegen könnte („Verdachtsdiagnose"). Anhand dieser Antworten ist jedoch noch *keine* Diagnosestellung möglich. Folgende Kriterien müssen erfüllt sein, um von einer Körperdysmorphen Störung sprechen zu können:

Merkmale der Körperdysmorphen Störung

1. Übermäßige Beschäftigung mit einem eingebildeten Mangel oder einer Entstellung in der äußeren Erscheinung. Wenn eine leichte körperliche Auffälligkeit vorliegt, so ist die Besorgnis der betroffenen Person stark übertrieben.
2. Die übermäßige Beschäftigung verursacht in bedeutsamer Weise Leiden oder Beeinträchtigungen in sozialen, beruflichen oder anderen wichtigen Funktionsbereichen.
3. Die übermäßige Beschäftigung darf nicht durch eine andere psychische Erkrankung (z. B. Unzufriedenheit mit Körperform und -umfang bei Anorexia Nervosa) erklärbar sein.

Die Abgrenzung zu anderen psychischen Störungen wie z. B. Essstörungen oder Zwangsstörungen ist oftmals erheblich erschwert. Wir werden daher auf Unterschiede zu anderen psychischen Erkrankungen in Kapitel 1.6 eingehen.

> Für eine genauere Orientierung, ob bei Ihnen eine Körperdysmorphe Störung vorliegt, können Sie das Arbeitsblatt 1 im Anhang verwenden (vgl. Seite 79).

Im folgenden Abschnitt sind charakteristische Symptome beschrieben, die eine endgültige Entscheidung über das Vorliegen einer KDS und die Entscheidung für eine Behandlung erleichtern sollen.

1.3 Was sind die charakteristischen Symptome einer Körperdysmorphen Störung?

Die Körperdysmorphe Störung kennzeichnet eine Vielzahl von typischen Verhaltenssymptomen und emotionalen Symptomen. Es gibt kein einheitliches Erscheinungsbild; es sind unterschiedliche Muster an Symptomen möglich. Gemeinsam ist jedoch allen, dass sie aus der Sorge um einen eingebildeten oder nur minimal erkennbaren Makel im Aussehen resultieren. Jeder Betroffene weist eine unterschiedliche Ausprägung, Dauer und Schwere der Symptome auf. Um eine Körperdysmorphe Störung erkennen zu können, ist eine sorgfältige und ausführliche psychologische sowie ärztliche Diagnostik notwendig. Wesentlich für die Diagnose ist, dass der Betroffene und der Psychologe/Arzt das Ausmaß der Entstellung unterschiedlich einschätzen *müssen*. Eine *Verdachtsdiagnose* besteht dann, wenn der Betroffene sich stark entstellt fühlt, der Arzt/Psychologe hingegen keine offenkundige sichtbare Entstellung in der äußeren Erscheinung feststellen kann. Der intensive Leidensdruck des Betroffenen steht dann nicht in Beziehung zum objektiven ärztlichen oder psychologischem Befund.

1.3.1 Verhaltenssymptome: Kontrollieren, Verbergen, Vermeiden

Menschen mit einer Körperdysmorphen Störung führen verschiedene problematische Verhaltensweisen aus, die dazu dienen, den vermeintlichen Makel zu kontrollieren, zu verbergen oder Situationen, in denen der Makel gesehen werden könnte, zu vermeiden. Die Symptomatik der Körperdysmorphen Störung kann auf Verhaltensebene in drei große Gruppen eingeteilt werden:

- in *Kontrollverhalten* (z. B. Kontrollrituale vor dem Spiegel: sog. „mirror checking"; Vergleich des eigenen Aussehens mit dem der anderen; Suche nach Rückversicherung wegen des Makels; das gleichzeitige Abtasten des betreffenden Körperteils/der betreffenden Körperregion).
- in *Vermeidungsverhalten* (z. B. das Verbergen des Makels mittels verschiedener Hilfsmittel: sog. „camouflaging"; Vermeiden von Spiegeln/Situationen/Aktivitäten, in denen der Makel erkannt werden könnte).
- in *Sicherheitsverhalten* (das Verhindern des Sichtbarwerdens des Makels).

Diese Verhaltensweisen werden mit einem hohen zeitlichen Aufwand (eine bis mehrere Stunden/Tag) und in ermüdenden, sich wiederholenden Ritualen durchgeführt, die für die Betroffenen nur teilweise kontrollierbar sind. Kurzfristig helfen sie, sicherzustellen, dass (noch) alles in Ordnung ist, d. h. der Makel „unter Kontrolle" ist. Sie sind jedoch *nur kurzfristig nützlich*, sie reduzieren zunächst Anspannung und Angst. Langfristig erhalten sie jedoch die Störung aufrecht, indem sie dazu tendieren, wiederholt aufzutreten, um größere Zeiträume der Ungewissheit zu überbrücken. Wir werden darauf noch genauer in Kapitel 3.1.1 eingehen.

Typische Verhaltensweisen, die der *Kontrolle* dienen:

1. *Kontrollrituale vor dem Spiegel.* Viele Betroffene verbringen oft mehrere Stunden täglich damit, den Makel zu begutachten, sich kritisch im Spiegel oder in anderen reflektierenden Oberflächen (Schaufenster, Handy-Displays etc.) zu betrachten. Dieses sog. „mirror checking" zielt darauf ab, das eigene Aussehen und den vermeintlichen Makel zu überprüfen. Die Vorstellung vom eigenen Aussehen ist dabei verzerrt. Sie ähnelt den Eindrücken und Bildern, die sich ergeben, wenn man sich in den Zerrspiegeln auf dem Jahrmarkt betrachtet, in denen einzelne Körperpartien oder Körperteile entstellt erscheinen. Menschen mit einer Körperdysmorphen Störung bilden sich ein, sie würden immer so aussehen – mit einer zu großen Nase, einem zu breiten Kinn oder zu weiten Hüften.
   „Mirror checking" wird in erschöpfenden Kontrollritualen vollzogen, die zu tiefer Verzweiflung führen können. Ein geringerer Teil der Betroffenen *meidet* Spiegel und reflektierende Oberflächen, um sich dem Anblick des Makels nicht aussetzen zu müssen. Spiegel werden mit Tü-

chern überdeckt oder vollkommen abgehangen. In der Öffentlichkeit wird jegliche Auseinandersetzung mit dem eigenen Spiegelbild vermieden.

2. *Vergleich des eigenen Aussehens mit anderen und Suche nach Rückversicherung.* Am häufigsten vergleichen Menschen mit einer Körperdysmorphen Störung das eigene Aussehen mit dem der anderen. Hierbei gilt es abzuschätzen, inwieweit das eigene Aussehen „normal" bzw. „abnorm, hässlich" ist. Dabei ist ein Teil der Betroffenen auf der ständigen Suche nach Rückversicherung, dass der vermeintliche Makel nicht so gravierend ist, wie angenommen. Hierfür befragen sie Partner, Familienmitglieder, die Kosmetikerin oder den Arzt zu ihrem Aussehen. Erhalten sie eine dementsprechende Rückmeldung, können sie diese nur für kurze Zeit akzeptieren. Die Gewissheit, das kein Makel vorliegt, hält nur für sehr kurze Zeit an.
   Demgegenüber gibt es andere Betroffene, die auf der ständigen Suche sind nach Bestätigung der Ausprägung des Makels. Wenn anderen der Makel nicht auffällt, versuchen sie, die anderen von dessen Vorhandensein zu überzeugen. Zentrale Frage dabei ist, ob sie „so" für die Umwelt zumutbar sind.
3. *Exzessives Kämmen und Stylen der Haare, Rasieren und Haarentfernung.* Typische Verhaltensweisen, die ebenfalls der Kontrolle dienen sind: exzessives Waschen, Kämmen, Schneiden und Stylen der Haare, um scheinbare Asymmetrien auszugleichen oder das Haar voller erscheinen zu lassen, Haarentfernung und Rasieren bei vermeintlicher übermäßiger Körper- oder Gesichtsbehaarung. Dieses sog. „grooming" findet oftmals vor dem Spiegel statt – vorwiegend zu Hause, aber auch im Auto, auf der Arbeit, in der Schule, wann immer hierzu die Möglichkeit besteht. „Grooming" wird insbesondere dann problematisch, wenn der Weg aus dem Badezimmer heraus aufgrund der erschöpfenden stundenlangen Kontrollrituale versperrt bleibt.
4. *Abtasten des Makels.* Der Makel kann ebenso häufig berührt, abgetastet oder aber die Haut gezupft werden. Abtasten verfolgt den Zweck, unangenehme Gefühle wie Unsicherheit bezüglich Makellosigkeit zu reduzieren und besser auszuschauen.
5. *Manipulationen an der Haut.* Ein Teil der Betroffenen manipuliert exzessiv an der eigenen Haut und ist dabei getrieben von dem Zwang, minimale Hautveränderungen (Akne-Pusteln, Narben, Schorf, „große" Poren, Unebenheiten, „kleine schwarze Flecken") entfernen zu müssen,

die nur bei genauerem Hinsehen erkennbar sind. Dies geschieht unter Zuhilfenahme der eigenen Hände und Fingernägel (Aufkratzen, Ausdrücken, Ausquetschen) oder aber auch spitzer Gegenstände (Pinzetten, Nadeln, Rasierklingen, Messer). Der zeitliche Aufwand für dieses sog. „skin picking" kann bis zu 12 Stunden betragen. Im Extremfall entstehen Hautschädigungen, die lebensbedrohlich sein können.
Nicht alle Menschen, die an ihrer Haut manipulieren, leiden auch gleichzeitig an einer Körperdysmorphen Störung. „Skin picking" kann ebenso auch Symptom einer anderen psychischen Störung sein. Es ist dann Symptom einer Körperdysmorphen Störung, wenn die Betroffenen an der Haut manipulieren, um einen vermeintlichen Makel im Aussehen zu korrigieren. Zudem müssen die weiteren Kriterien für eine Körperdysmorphe Störung erfüllt sein.

Der nachfolgende Kasten zählt die häufigsten Verhaltensweisen auf, die von Menschen mit einer Körperdysmorphen Störung durchgeführt werden:

Häufige Verhaltensweisen bei Menschen mit einer Körperdysmorphen Störung

- Ständiger Vergleich des eigenen Aussehens mit anderen.
- Kontrollrituale: vor dem Spiegel oder anderen reflektierenden Oberflächen („mirror checking").
- Verbergen des Makels mittels Kleidung, Make-up, Kopfbedeckung, Körperhaltung („camouflaging").
- Fixierung auf unangemessene dermatologische, kosmetisch-chirurgische Behandlungen.
- Ständige Rückversicherung bei anderen, dass das eigene Aussehen normal ist.
- Exzessives Kämmen, Rasieren, Haarentfernung („grooming").
- Vermeiden von Spiegeln und anderen reflektierenden Oberflächen.
- Abtasten des Makels.
- Manipulationen an der Haut („skin picking").

Typische Verhaltensweisen, die dem *Verbergen* des Makels und der *Vermeidung* dienen:

1. *Abdecken des Makels.* Kennzeichnend für die Störung ist das Verbergen und Kaschieren des vermeintlichen Makels, das sog. „camouflaging“, bei dem Betroffene sich über mehrere Stunden am Tag – begonnen bei der Morgentoilette – immer wieder neu herrichten, das Make-up neu auftragen oder sich mehrfach neu einkleiden. Hierzu können verschiedene „Hilfsmittel“ zur Verfügung stehen, um den Makel zu vertuschen. Beispiele hierfür sind: Kleidungsstücke (weite oder lange Kleidung, Schals/Tücher, lange Hosen statt kurzer Röcke, lange T-Shirts im Sommer), Make-up (Puder, Selbstbräuner), Sonnenbrillen, Kopfbedeckung (Basecaps, Mützen, Kopftücher, Hüte). Auch Haarschnitte und Frisuren ermöglichen es, vermeintliche Makel (asymmetrischer Haaransatz, Muttermale) auszugleichen.
2. *Situationen, die nicht oder nur teilweise aufgesucht, also vermieden werden.* Ein Teil der Betroffenen weicht all jenen Situationen aus, in denen der vermeintliche Makel gesehen werden könnte. Hierzu können alltägliche Situationen zählen wie: in Kaufhäusern/Supermärkten einkaufen gehen, öffentliche Verkehrsmittel benutzen oder aber in eine Theatervorstellung, in ein Konzert, auf eine Party, in eine Disco oder in ein Restaurant gehen. Hinzu kommen Situationen, in denen der eigene Körper entblößt oder nackt ist: in der Sauna, im Schwimmbad, im Freibad. Diese Situationen werden entweder ganz vermieden oder nur unter erheblichen Schwierigkeiten und Vorbereitungen (camouflaging) aufgesucht.
   Insbesondere intime, sexuelle Beziehungen können eine Bedrohung darstellen. Sie werden nicht mehr gelebt aufgrund des Gefühls, einen hässlichen, unattraktiven Körperteil zu haben und für den Partner nicht begehrenswert zu sein. Hemmungen und Ängste machen lustvollen Sex und ein lustbetontes Leben unmöglich.

Typische weitere Verhaltensweisen, die *vermeintliche Sicherheit* herstellen:

- *Sicherheitsverhaltensweisen.* Sicherheitsverhaltensweisen dienen dazu, das Sichtbarwerden des Makels und die gefürchtete Katastrophe („Jemand wird meine Narben entdecken und sich angeekelt von mir abwenden.“) zu verhindern. Sie stellen Sicherheit her, so dass nichts Schlimmes passieren kann. Hierzu zählen beispielsweise: eine bestimmte Körperhaltung einnehmen, das Gesicht von anderen abwenden, den Defekt mit der Hand verdecken, um bestimmte Aspekte des Äußeren zu verstecken; sich von direktem Licht abwenden, nur abends nach draußen gehen, sich an wenig beleuchteten Orten aufhalten, um zu verhindern, dass der vermeintliche Makel sichtbar ist; körperliche Nähe oder Körperkontakt vermeiden. Sie erfordern ständiges Sich-Selbst-Beobachten und fortwährende Selbstkontrolle. Sollte die befürchtete Katastrophe dennoch auftreten, dienen Sicherheitsverhaltensweisen dem Verbergen des Makels (z. B. Hand auf die Narben legen).

1.3.2 Fixierung auf dermatologische und kosmetisch/plastisch-chirurgische Behandlungen

Die überwiegende Mehrheit der Betroffenen sucht Dermatologen, Hals-Nasen-Ohren-Ärzte oder Spezialisten für kosmetische und plastische Chirurgie auf. Sie erhalten den Auftrag, den vermeintlichen Makel mittels moderner Technologien (Laser), neuer Medikamente (sog. Lifestyle-Medikamente) oder operativer Eingriffe zu korrigieren. Im Zuge des aktuellen „Booms" im Schönheitssektor und dem starken Bedürfnis in der westlichen Gesellschaft, Idealvorstellungen und Schönheitsidealen zu entsprechen, wurden in den letzten Jahren zunehmend konservative und invasive Verfahren weiterentwickelt und angewendet. Menschen mit einer Körperdysmorphen Störung steht daher ein breites Spektrum an Verfahren und Behandlungsmöglichkeiten zur Verfügung:

1. *Dermatologische Behandlungen.* Hierzu zählen zunächst die sog. *„Lifestyle-Medikamente"*, bei denen es sich um Pharmaka handelt, die von *gesunden* Menschen zur Erlangung eines Schönheitsideals eingenommen werden und *nicht* der Stabilisierung körperlicher Vitalfunktionen dienen. Es handelt sich hierbei um verschiedene Substanzgruppen, die bei Menschen mit einer Körperdysmorphen Störung Mittel der Wahl sein können. Hierzu zählen z. B. Finasterid oder Minoxidil, die von medizinischer Seite zur Behandlung von genetisch bedingtem Haarausfall (sog. androgenetische Alopezie) verschrieben werden. Betroffene mit einer Körperdysmorphen Störung nehmen dieses Medikament jedoch zur Behandlung von *vermeintlichem* Haarausfall ein. Oder aber Botulinum Toxin A, das von Ärzten bei organisch bedingtem übermäßigem Schwitzen (sog. Hyperhidrose) verschrieben wird. Betroffene mit einer Körperdysmorphen Störung nehmen dieses Medikament ein gegen *vermeintliche* übermäßige Schweißabsonderung *trotz normwertigem physiologischen Schwitzens.* Auch Anabolika zählen zu Lifestyle-Medikamenten

und werden von Betroffenen zum Muskelaufbau bei zu schmächtigem Körperbau eingenommen (Muskeldysmorphophobie).
Die teilweise rezeptpflichtigen Medikamente ermöglichen zumeist eine Selbstbehandlung, gehen mit Nebenwirkungen einher, werden größtenteils missbräuchlich eingenommen und als Selbstzahlerleistung eingefordert – bei nicht gegebener medizinischer Indikation!

2. *Ästhetisch-Plastische Chirurgie.* Die Nachfrage nach plastisch-chirurgischen Eingriffen ist insbesondere in den letzten Jahren angestiegen. Das Alter der Patienten wird immer jünger. Beinahe alles erscheint heute realisierbar durch das Wissen der Medizin und Forschung sowie die Weiterentwicklung neuer Verfahren.
Von den verschiedenen ästhetisch-chirurgischen Verfahren erhoffen sich Menschen mit einer Körperdysmorphen Störung eine Korrektur des subjektiv wahrgenommenen Makels. Zu den gängigen Korrekturmöglichkeiten zählen beispielsweise *im Bereich des Gesichts:* Facelifting, Hautunterspritzungen, Mikrodermabrassion etc. zur Straffung von Gesichtshaut, zum Glätten von Falten, zum Entfernen von vermeintlichen Narben, Pigmentflecken, Hautunebenheiten etc., Rhinoplastik zur Korrektur von vermeintlichen Nasenabnormitäten (Form, Größe etc.); *im Brustbereich:* Brustvergrößerungen oder Brustangleichungen zur Korrektur vermeintlicher Asymmetrie oder aber *im Bereich der Genitalien:* Penisvergrößerungen- oder verlängerungen oder Schamlippenverkleinerungen.

Sollten Sie sich bereits einem oder mehreren Verfahren unterzogen haben, besprechen Sie dies mit Ihrem behandelnden Arzt/Hautarzt oder Psychotherapeuten.

Von den ästhetisch-chirurgischen oder dermatologischen Behandlungen erhoffen sich Betroffene Linderung ihres Leidens. Menschen mit einer Körperdysmorphen Störung ist jedoch *nicht* mit einem korrektiven Eingriff geholfen. Verschiedene Studien belegen, dass über 80 % der Betroffenen nach dermatologischer Behandlung und auch plastisch-chirurgischen Eingriffen weiterhin Symptome einer Körperdysmorphen Störung zeigen und unzufrieden mit den behandelten Körperteilen sind. 8 % der Betroffenen erfahren sogar eine Verschlechterung der Symptomatik. Nach einem chirurgischen Eingriff kann sich die zwanghafte Beschäftigung vom primären

Makel auf andere Körperregionen verlagern. Insbesondere wiederholte operative Therapien können zu einer Verschlechterung der Symptomatik führen.

Differenziell dermatologische sowie ästhetisch-plastisch chirurgische Behandlungsversuche führen zu einer Verschlechterung der Störung und sind in jedem Fall kontraindiziert! Das heißt: Schönheitsoperationen helfen Ihnen *nicht* auf dem Weg zur Linderung Ihres Leidens.

Im Anhang finden Sie in Arbeitsblatt 2 Fragen, die Ihnen dabei helfen, herauszufinden, welche typischen Verhaltensweisen Sie durchführen und wie sehr Sie sich dadurch beeinträchtigt fühlen (vgl. Seite 81).

1.3.3 Emotionale Symptome: Scham, Ekel, Depression, Angst etc.

Das Gefühl, nicht in Ordnung zu sein und existenziell bedrohliche, für andere deutlich sichtbare Makel aufzuweisen, kann zu extremen Beeinträchtigungen führen. Der Versuch, mithilfe der verschiedenen Verhaltensweisen Kontrolle über den vermeintlichen Makel zu erreichen, scheitert häufig aufgrund der eingeschränkten Manipulierbarkeit des Aussehens. Häufige Folgeerscheinungen sind Depressivität, Hoffnungslosigkeit sowie insbesondere soziale Ängste und soziale Isolation.

Scham und Ekel. Menschen mit einer Körperdysmorphen Störung empfinden *Scham vor dem Blick des anderen.* Sie haben Angst, dass ihr Gegenüber den Makel entdeckt und die Aufmerksamkeit darauf richtet. Dies wiederum führt zu intensiveren Verlegenheitsgefühlen und Scham. Scham setzt den Blick des anderen, vor dem man sich schämt, voraus. Der Blick des anderen enthüllt den Makel. Betroffene fürchten jedoch nicht nur den Blick des anderen, sondern leiden vielmehr an dem eigenen, durch den Spiegel vermittelten Blick auf sich selbst. Scham bedeutet dabei, sich selbst im Blick des anderen als hässlich oder entstellt zu erkennen.

Es könnte sein, dass auch Ihnen dieses Schamgefühl sehr vertraut erscheint. Eventuell befürchten auch Sie, dass andere über Ihren Makel sprechen, Sie Zurückweisung und Ablehnung erfahren werden. Vermeiden (dem Blick des anderen ausweichen) und Verbergen (Camouflaging) helfen dabei nicht nur, die Angst zu kontrollieren, sondern auch das Bewusstwerden des belastenden Schamgefühls zu verhindern. Möglicherweise empfinden Sie ebenso *Scham bezüglich des eigenen Verhaltens*: Kontrollieren und Verbergen als verzweifelte Versuche, die „Oberhand“ über den Makel zu gewinnen. Sie schämen sich vor sich selbst und vor anderen. Sie befürchten, für eitel oder oberflächlich gehalten zu werden.

Neben Scham können ebenso auch *intensive Ekelgefühle bezüglich der äußeren Erscheinung* bestimmend sein. Sie lehnen Ihren eigenen Körper ab, fühlen sich nicht in ihm „zu Hause“, ekeln sich vor den vermeintlichen Defekten. Sie vermeiden es, Ihren Körper bzw. den Makel durch den Partner anschauen oder berühren zu lassen – zwischen Selbst, Körper und dem Partner befindet sich eine Mauer, die unüberwindbar erscheint.

Depression. Neuere Studien weisen darauf hin, das über 70 % der Betroffenen im Laufe des Lebens unter einer Depression leiden. Nicht immer ist unmittelbar nachvollziehbar, ob die Depression Folgeerscheinung der Körperdysmorphen Störung ist. Viele Betroffene berichten jedoch, dass ihre depressiven Gefühle in engem Zusammenhang stehen mit ihren Sorgen um die äußere Erscheinung. Bei der Depression handelt es sich um eine ernsthafte psychische Störung, die durch unterschiedliche Muster an Symptomen gekennzeichnet ist. Hierzu zählen z. B. Traurigkeit, Interessenverlust/Freudlosigkeit, verminderter Antrieb/gesteigerte Ermüdbarkeit, Gefühle von Wertlosigkeit, übermäßige Schuldgefühle/Selbstvorwürfe, Schlafstörungen etc. Die Beschwerden müssen mindestens zwei Wochen fast täglich andauern, um eine zusätzliche depressive Episode diagnostizieren zu können. Sie dürfen nicht durch andere körperliche Störungen oder Umstände (Trauerreaktion, Drogen/Alkoholeinfluss, Tumor) erklärbar sein. Die Mehrheit der Betroffenen mit einer Körperdysmorphen Störung leidet unter wiederkehrenden depressiven Episoden.

Möglicherweise kennen Sie diese Gefühle sehr gut: Sie schauen am Morgen in den Spiegel und entdecken wieder Narben oder einen anderen den Makel in Ihrem Gesicht. Sie ertragen den Anblick nicht mehr, fühlen sich traurig, niedergeschlagen und hoffnungslos. Sie sind kaum dazu in der Lage, den Defekt mit Make-up zu vertuschen. Ihre Stimmung wird schlechter und Sie tun nur noch das Nötigste. Sie finden nichts, woran Sie sich erfreuen können. Am liebsten möchten Sie sich in Ihr Schneckenhaus zurückziehen und mit niemandem etwas zu tun haben. Wenn es ganz schlimm wird, können auch Gedanken auftauchen wie: „Ich sehe fürchterlich aus. Wegen des Makels bin ich abstoßend und nichts wert. Niemand wird mich jemals lieben. Ich werde niemals ein normales Leben führen können. Wozu also weiterleben?"

40 bis 80 % der Betroffenen berichten über wiederkehrende Gedanken an den Tod, ca. 28 % geben an, schon einmal versucht zu haben, sich das Leben zu nehmen. Diese Zahlen erscheinen sehr hoch, sie spiegeln den hohen Leidensdruck und den seelischen Schmerz wider. Scham, Gefühle von Minderwertigkeit, das Gefühl, von niemandem verstanden zu werden, das Empfinden, für die Umwelt aufgrund des Makels nicht akzeptabel und liebenswert zu sein – all diese Gefühle führen zu Isolation und können in dem Glauben münden, dass das Leben nicht mehr lebenswert ist.

Angst. Ein Teil der Betroffenen verspürt starke Ängste in sozialen Situationen, in denen die anderen den vermeintlichen Defekt erkannt haben könnten bzw. erlebt große Unsicherheit. Es könnte sein, dass auch Sie befürchten, von anderen wegen Ihres Aussehens ausgelacht, negativ bewertet oder zurückgewiesen zu werden. Oder Angst bzw. Unsicherheit empfinden, dass etwas passieren wird, was bisher noch nicht eingetreten. Sie glauben, den Folgen der vermeintlichen Entstellung ausgeliefert zu sein und nicht mit der Situation umgehen zu können. Als Reaktion auf diese Ängste meiden Sie verstärkt soziale Situationen (vgl. Kapitel 1.3.1). Das führt zu erheblichen Einschränkungen in der Lebensqualität und bedeutet gleichzeitig, dass verschiedene alltägliche Anforderungen im privaten und beruflichen Bereich nicht mehr bewältigt werden können. Sozialer Rückzug und Isolation können dann die Folge sein.

Scham, Ekel, depressive Verstimmung und Angst sind die häufigsten emotionalen Begleiter der Körperdysmorphen Störung. Die einzige Möglichkeit, mit ihnen umzugehen ist, ihnen ins Gesicht zu sehen, statt gegen sie anzukämpfen oder sich zurückzuziehen. Nur wenn Sie sich in Gegenwart solcher Emotionen anders *verhalten* als bisher, können Sie erreichen, dass Sie sich besser fühlen.

Ein anderer Teil der Betroffenen wiederum stellt sich sozialen Situationen und versucht, sie durch verschiedene „Sicherheitsvorkehrungen" (z. B. Abdecken des Makels) „unter Kontrolle“ zu behalten. Es kommt dann oft vor, dass Menschen mit einer Körperdysmorphen Störung sich vermehrt Gedanken machen, wie sie nach außen wirken. Die ständige Beschäftigung mit dem Makel und der daraus resultierende Stress kann unter Umständen auch zu panikähnlichen Zuständen in einzelnen Situationen führen, die von körperlichen Empfindungen begleitet werden: Herzklopfen, Übelkeit/Durchfall, Kopfschmerzen, Schwitzen oder Zittern. Sowohl die tägliche Auseinandersetzung mit der Angst als auch die Kontrollhandlungen erfordern viel Kraft und Energie. Daher fühlen sich Menschen mit einer Körperdysmorphen Störung oftmals am Ende eines Tages sehr erschöpft.

Bis zu 40 % der Betroffenen mit einer Körperdysmorphen Störung leiden gleichzeitig unter einer Sozialen Phobie, d. h. der Angst vor Blamage und Abwertung in Kontaktsituationen. Die Ängste im Rahmen einer Körperdysmorphen Störung sind jedoch ganz klar von der Sozialen Phobie abgrenzbar, wir werden in Kapitel 1.6 näher darauf eingehen.

Neben den aufgeführten Emotionen können bei einem Teil der Betroffenen auch *Aggression, Wut* und *Frustration* vor allem nach „Selbstbehandlungen“ auftreten.

1.3.4 Gedanken und Überzeugungen, wenn man unter einer Körperdysmorphen Störung leidet

Viele Menschen mit einer Körperdysmorphen Störung sind eine bis zu mehrere Stunden am Tag *gedanklich* mit dem vermeintlichen Defekt beschäftigt. Beinahe alle Gedanken drehen sich um das Aussehen: um die Art, wie andere Personen sie wahrnehmen. Oder um die ständige Frage, ob sie nicht weniger depressiv und isoliert wären, wenn sie besser aussehen würden. Betroffenen, die unter starker Beeinflussung durch die Gedanken leiden, fällt es schwer, Gesprächen zu folgen. Hierfür steht ihnen nur ein sehr kleiner Teil ihrer Aufmerksamkeit zur Verfügung. Der andere Teil wägt ab, wie sie auf andere wirken und was das Gegenüber von ihnen denkt. In der Regel werden diese Gedanken als sehr störend und sehr belastend empfunden.

Betroffene mit einer Körperdysmorphen Störung möchten diesen Gedanken widerstehen, sie ignorieren oder „auf Knopfdruck“ einfach ausschalten, es gelingt ihnen jedoch oftmals nicht. Kaum ein Betroffener hat jemals vollkommene Kontrolle über diese Gedanken. Im Extremfall ist ein Unterbrechen der Gedanken kaum möglich, kann die Aufmerksamkeit nur unter erheblicher Anstrengung und Konzentration auf andere Dinge gerichtet werden. Oder aber, die Gedanken werden als völlig ungewollt erlebt und der Betroffene ist nicht fähig, das Denken auch nur kurz abzulenken.

Vielleicht fühlen auch Sie sich (nicht nur) gedanklich Ihrer Freiheit beraubt und wie ein Vogel im eigenen Käfig. Der gut gemeinte Ratschlag durch Angehörige oder Freunde: „Mach dir doch einfach einmal keine Gedanken um dein Aussehen. Du bist in Ordnung, so wie du bist." verfehlt das Ziel. Wenn es doch nur so einfach wäre! Die intensive gedankliche Beschäftigung mit dem Makel, das immerwährende Gedankenkreisen um die Beschaffenheit des Makels, die tatsächliche Wirkung „nach außen" und der Kontrollverlust sind zentrale Merkmale der Störung. Sicher wünschen auch Sie sich, dass Ihr Problem verschwindet, „sich in Luft auflöst" oder Sie es einfach einmal vergessen könnten – dann würde das Leiden beendet sein. Dies erscheint jedoch unmöglich.

Was genau denken nun Menschen mit einer Körperdysmorphen Störung? Im folgenden Kasten finden Sie einige typische Gedanken, die häufig bei Betroffenen zu finden sind.

Beispiele für Gedanken von Menschen mit einer Körperdysmorphen Störung

- Mein … (Körperteil) ist hässlich, merkwürdig, lächerlich.
- Mein … (Körperteil) passt nicht zu mir.
- Andere finden mich wegen … (Makel) abstoßend.
- Ich bin wegen … (Makel) minderwertig.
- Nur wenn ich makellos aussehe, bin ich liebenswert und akzeptabel.
- Alle starren mich an und lachen mich wegen meines … (Makel) aus.
- Ich muss perfekt aussehen.
- Was auch immer andere sagen, in ihrem Inneren glauben sie, dass ich hässlich bin.
- Wenn ich unattraktiv bin, ist das Leben nicht lebenswert.

Mit diesen Gedanken gehen verschiedene *Befürchtungen* einher, nämlich aufgrund des Makels durch andere Menschen weniger geliebt, geachtet, wertgeschätzt oder akzeptiert zu werden, niemals einen Partner zu finden, ewig allein zu bleiben, keine Freunde zu finden, im Beruf nicht erfolgreich sein zu können etc.

Generell kann man bei der Körperdysmorphen Störung zwei Typen von Gedanken unterscheiden:

1. *Unbeirrbare Überzeugungen und Gedanken, die andauernd und immer wiederkehrend auftreten.* Beispielsweise: „Mein … (Körperteil) sieht abscheulich aus, hiervon bin ich absolut überzeugt. Ich sehe … (Makel) auf dem Foto. Ich weiß, was ich sehe!" Personen mit diesen Gedanken haben häufig *keine* bzw. eine *geringe Einsicht in die Sinnlosigkeit ihrer Gedanken.* All jene, die keine Einsicht aufweisen, sind davon überzeugt, dass andere Menschen sich ebensolche Gedanken über ihr äußere Erscheinung machen: „In ihrem Inneren finden die anderen auch, dass mein … (Körperteil) hässlich aussieht." All jene, die eine geringe Einsicht aufweisen, zweifeln manchmal an ihrer Überzeugung: „Mein … (Körperteil) ist wahrscheinlich gar nicht so hässlich, wie ich annehme." Oder: „Manchmal denke ich, dass die Leute Recht haben und mein … (Körperteil) gar nicht so hässlich ist."
2. *Gedanken, die ebenfalls andauernd und immer wiederkehrend auftreten*, jedoch von der jeweiligen Person *als fremd und störend erlebt*, als nicht zur Person gehörig wahrgenommen *werden* und daher Leidensdruck verursachen. Menschen mit diesen Gedanken schätzen den Makel realistisch ein und leiden bei voller Krankheitseinsicht unter der Sinnlosigkeit ihrer Gedanken: „Ich verstehe diese Gedanken selber nicht und möchte sie wieder loswerden."

Häufig wechseln Phasen der Einsicht in die psychischen Ursachen der Problematik und Phasen einer Fixierung auf den Makel. Man nimmt an, dass die Einsichtsfähigkeit in die Störung variiert: zwischen „realistischer Einschätzung/Einsicht" über „überwertige Ideen" bis hin zu „unbeirrbarer Überzeugung". In Abbildung 1 ist dies noch einmal dargestellt.

Bei der „überwertigen Idee" handelt es sich um Gedanken oder Vorstellungen, die das gesamte Denken und Handeln beherrschen und von starken Gefühlen (Scham, Angst, Wut) begleitet werden. Diese überwertigen Ideen sind in der Regel ohne reale Grundlage und durch rationale Argumente kaum zu beeinflussen. Betroffenen ist es nicht möglich, die Übertriebenheit der Besorgnis anzuerkennen. Sie halten an der Überzeugung, entstellt zu sein, unbeirrbar fest.

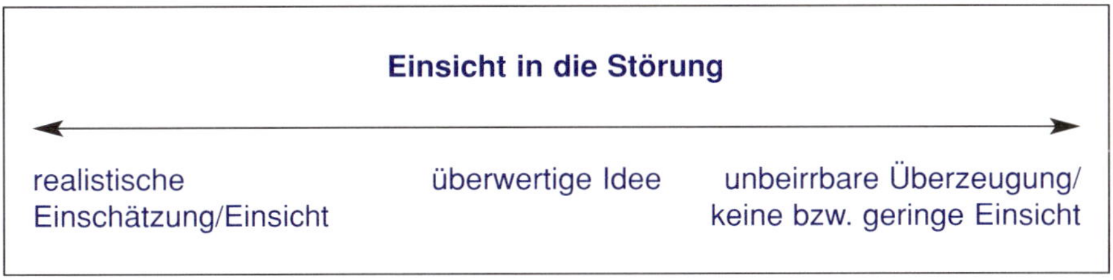

Abbildung 1: Einsichtsfähigkeit in die Störung

Mithilfe des Arbeitsblattes 3 (vgl. Anhang, Seite 83) können Sie überlegen, welche typischen Gedanken Sie täglich begleiten und welchen Einfluss diese auf Ihr gegenwärtiges Leben haben.

1.4 Wie verbreitet ist die Körperdysmorphe Störung?

Studien in den USA und Italien zeigen, dass etwa 1 bis 5 % der Allgemeinbevölkerung gegenwärtig an einer KDS leiden. In Deutschland sind davon etwa 1 bis 3 von 100 Menschen betroffen. Die Körperdysmorphe Störung ist somit, verglichen mit anderen psychischen Störungen, eine noch relativ seltene Störung. Dennoch tritt sie in bestimmten Kontexten häufiger auf. Vor allem in Hautarztpraxen, Hautkliniken, angegliederten Laserzentren, in speziellen Zentren für plastische und kosmetische Medizin ist der Anteil deutlich erhöht – hier sind etwa 8 bis 12 von 100 Personen betroffen. In einer Hautklinik mit 100 Menschen, in der Sie sich befinden, haben also im Durchschnitt noch 8 weitere Personen dasselbe Problem wie Sie. Wie Sie bereits erfahren haben, erhoffen sich Betroffene in diesen Institutionen eine Korrektur ihres Makels.

Es ist davon auszugehen, dass die Körperdysmorphe Störung noch häufiger vorkommt als bisher vermutet. Dieser Umstand ist auf verschiedene Faktoren zurückzuführen: Betroffene haben Angst, sich zu offenbaren; empfinden tiefe Scham und Ekel in Bezug auf das eigene Aussehen bzw. den Makel; behandelnde (Haut-)Ärzte oder Schönheitschirurgen sind noch nicht ausreichend über die Störung informiert, im deutschsprachigen Raum existieren noch zu wenige diagnostische Verfahren zur Erfassung der Erkrankung; die Störung wird zu selten diagnostiziert und die Abgrenzung zu anderen psychischen Störungen ist aufgrund von Symptomüberlappungen erschwert.

Bislang galt es als wissenschaftlich belegt, dass Frauen und Männer etwa gleich häufig an der Störung erkranken (Geschlechterverhältnis 1 : 1). Einzelne neuere (klinische) Studien konnten jedoch zeigen, dass tendenziell mehr Frauen von der Erkrankung betroffen sind. Zudem konnte in verschiedenen Studien nachgewiesen werden, dass bei Frauen und Männern unterschiedliche Körperregionen im Zentrum der Aufmerksamkeit stehen. So äußern Frauen verstärkt Sorgen bezüglich Haut, Brüsten, Bauch, Po, Beinen, Hüfte und starker Körper-/Gesichtsbehaarung. Sie sind exzessiv mit mehreren Körperregionen beschäftigt, weisen ein stärkeres Vermeidungs- und Kontrollverhalten („camouflaging", „mirror checking", „skin picking") und Essstörungen auf. Männer hingegen äußern verstärkt Sorgen bezüglich Penisgröße, Körperbau, dünnem Haar sowie Gewicht. Sie leiden zudem häufiger unter Abhängigkeitsstörungen (v. a. Alkohol).

> In der Allgemeinbevölkerung sind in etwa 3 von 100 Menschen an einer Körperdysmorphen Störung erkrankt. Frauen und Männer sind gleich häufig betroffen. Es stehen jedoch unterschiedliche Körperregionen im Mittelpunkt der Aufmerksamkeit. Die Körperdysmorphe Störung tritt überall auf der Welt auf.

1.5 Wie ist der zeitliche Verlauf der Körperdysmorphen Störung?

Eine Körperdysmorphe Störung beginnt in der Regel in der Pubertät oder im frühen Erwachsenenalter mit durchschnittlich 16 ± 7 Jahren. Die Störung nimmt zumeist einen chronischen Verlauf bei einer durchschnittlichen Dauer von 18 Jahren. Eine Vorhersage, wie die Störung im Einzelfall verlaufen wird, ist nicht möglich. Verschiedene Studien haben jedoch gezeigt, dass

- bei der Mehrheit der Betroffenen die Störung ein Leben lang bestehen bleibt, wenn nichts dagegen unternommen wird,
- Betroffene mit einem ausgeprägterem Schweregrad, einer zusätzlichen depressiven Erkrankung, einer längeren Dauer, einer starken Fixierung

auf den vermeintlichen Makel und einem ausgeprägteren Vermeidungsverhalten eine eher schlechtere Prognose aufweisen,
- selbst bei sehr ungünstigem Verlauf mit Psychotherapie und Psychopharmaka zumindest eine *deutliche* Abschwächung der Symptomatik und Verbesserung der Lebensqualität eintreten kann,
- grundsätzlich die Tendenz besteht, dass die meisten Patienten trotz erheblicher Verbesserungen nach psychotherapeutischer und/oder psychopharmakologischer Behandlung keine vollständige Remission aufweisen. Das bedeutet, dass *einzelne* Symptome in noch *abgeschwächter* Form bestehen bleiben können,
- sich nach psychotherapeutischer Behandlung die übermäßige Bedeutung des Aussehens auf andere wichtige und wesentliche Lebensbereiche verschiebt.

Darüber hinaus konnten verschiedene Studien belegen, dass die Mehrheit der Menschen mit einer Körperdysmorphen Störung *mindestens eine weitere zusätzliche psychische Erkrankung* aufweist. Über die Lebenszeit betrachtet fanden sich durchschnittlich mehr als zwei weitere psychische Störungen. Ein Großteil der untersuchten Betroffenen litt unter einer depressiven Störung (59 bis 82 %), unter Angststörungen (16 bis 74 %; Soziale Phobie: 39 %), Zwangsstörungen (6 bis 40 %), Substanzmissbrauch/-abhängigkeit (29 bis 36 %) sowie unter Persönlichkeitsstörungen (57 bis 100 %, v. a. Vermeidend-Selbstunsichere Persönlichkeitsstörung: 43 %).

1.6 Wodurch unterscheidet sich die Körperdysmorphe Störung von anderen psychischen Störungen?

Es ist nicht immer leicht, die Körperdysmorphe Störung von anderen psychischen Erkrankungen abzugrenzen. Ähnlichkeiten in der Symptomatik und symptomatische Überlappungen erschweren manchmal die Unterscheidung und Differenzialdiagnostik. Dieses Kapitel soll Ihnen helfen, die Körperdysmorphe Störung noch besser von anderen psychischen Störungen zu unterscheiden und sie somit als „eigenständige“ Störung identifizieren zu können. Wir werden uns in Folge auf all jene psychischen Störungen begrenzen, zu denen Ähnlichkeiten bestehen.

Zwangsstörung. Patienten beider Störungsbilder leiden unter immer wiederkehrenden Gedanken und den ritualisierten Kontrollhandlungen, denen kaum Widerstand geleistet werden kann. Der Unterschied besteht darin, dass sich die Gedanken und Handlungen bei Menschen mit einer Körperdysmorphen Störung *ausschließlich* auf das Aussehen beziehen. Bei Patienten mit einer Zwangsstörung beziehen sich die Gedanken und Handlungen auf verschiedene andere Bereiche (Gedanken: regelmäßiges Zählen oder Beten; Handlungen: ständiges Händewaschen). Kontrollierende Verhaltensweisen wie *mirror checking* führen nicht zu einer Angst- und Spannungsabbau (so bei Patienten mit Zwangsstörung), sondern zu einer Verstärkung der Angst.

Wahnhafte Störung mit körperbezogenem Wahn. Wie bereits in Kapitel 1.3.4 kurz erwähnt, ist ein Wechsel zwischen Phasen der Einsicht in die Störung und Phasen der starken Fixierung auf den vermeintlichen Makel häufig. Eine Wahnhafte Störung mit körperbezogenem Wahn wird nur dann *zusätzlich* diagnostiziert, wenn die Person *nie* Einsicht in die Übertriebenheit ihrer Sorgen hat.

Depression. Gefühle von Hässlichkeit oder Unattraktivität bezüglich einzelner Körperteile bzw. der gesamten Erscheinung stehen bei depressiven Patienten in Zusammenhang mit einem negativen Selbstbild und sind von geringerer Intensität. Zudem vernachlässigen depressive Patienten eher ihr Aussehen, anstatt es in das Zentrum ihrer Sorge zu rücken. Die Überzeugung, durch einen Makel in der äußeren Erscheinung entstellt zu sein, besteht bei Patienten mit Körperdysmorpher Störung nicht nur in Phasen depressiver Symptomatik.

Soziale Phobie. Personen beider Störungsbilder vermeiden soziale Situationen aus Angst, im Zentrum der Aufmerksamkeit zu stehen und negativ bewertet zu werden. Während sich Sozialphobiker vor Situationen ängstigen, in denen sie sich aufgrund des vermeintlich peinlichen Verhaltens blamieren könnten, erwarten Personen mit KDS in öffentlichen Situationen eine Abwertung und Zurückweisung aufgrund des vermeintlich hässlichen Aussehens.

Essstörungen. Abgegrenzt werden kann die Körperdysmorphe Störung von den Essstörungen dadurch, dass sich die Sorge ausschließlich auf einzelne Körperregionen bezieht, wohingegen bei den Essstörungen die Figur des Körpers bzw. das Körpergewicht im Mittelpunkt der Sorge steht.

2 Wie entsteht die Körperdysmorphe Störung?

Viele Betroffene suchen nach einer Erklärung für ihre Symptome. Eine sehr komplexe Frage, die Betroffene und Angehörige immer wieder beschäftigt: Woher kommt die Körperdysmorphe Störung? Was sind die Ursachen einer Körperdysmorphen Störung? Wir wissen bisher, dass es nicht eine einzelne, isolierte Ursache gibt, sondern dass verschiedene Faktoren zusammenwirken, die Körperdysmorphe Störung also *multifaktoriell* bedingt ist. Für einzelne Betroffene ist es oftmals möglich, Faktoren und Gründe für das Entstehen der Körperdysmorphen Störung zu finden, bei anderen Patienten gelingt es wiederum nicht so leicht.

Im Folgenden möchten wir Ihnen all jene Erklärungsansätze näher vorstellen, die im Zusammenhang mit der Körperdysmorphen Störung wichtig sind und wesentliche Grundlage für die Behandlung darstellen. Als Einfluss- oder Risikofaktoren werden Bedingungen und Erfahrungen beschrieben, die das Auftreten einer Körperdysmorphen Störung wahrscheinlicher machen können.

2.1 Risikofaktoren, die die Entstehung einer Körperdysmorphen Störung begünstigen

Es gibt eine Reihe von Risikofaktoren, die die Wahrscheinlichkeit erhöhen, an einer Körperdysmorphen Störung zu erkranken. Wesentlich dabei ist, dass diese Risikofaktoren nicht zwangsläufig zu einer Körperdysmorphen Störung führen müssen. Verschiedene günstige Lebensumstände oder Bedingungen können dazu beitragen, dass diese Risikofaktoren keinen entscheidenden Einfluss haben. Wir möchten zunächst auf die sog. *prädisponierende* Risikofaktoren eingehen, die bei der Entstehung und auch Aufrechterhaltung der Körperdysmorphen Störung eine Rolle spielen können. *„Prädisponierend“* bedeutet, dass es sich um Faktoren handelt, die die Entstehung der Krankheit *begünstigen* können. Sie gehören also zu einer Kette von Einflussfaktoren, die die Bereitschaft dafür erhöhen können, eine Körperdysmorphe Störung zu entwickeln. Im weiteren Verlauf werden wir weitere Einflussfaktoren besprechen.

Schönheitsideale, mediale Bilderwelten. Schönheit und Makellosigkeit haben in unserer heutigen westlichen Mediengesellschaft einen hohen Stellenwert. Täglich werden Schönheitsideale durch Hochglanzmagazine, Fernsehen, Mode, Werbung und Kunst vermittelt. Die mediale Bilderwelt schöner Körper und Gesichter ist tief in unser kulturelles Bewusstsein eingeschrieben. Zur Körpergestaltung und Körperinszenierung stehen vielfältige Möglichkeiten zur Verfügung. Der Körper kann durch Schönheitsoperationen, Bodybuilding, Fitnesstraining, Ernährungs- oder Diätrituale diszipliniert und in die „Schranken" gewiesen werden. Strategien des *styling* und *shaping* helfen, das eigene Aussehen zu verbessern, das Selbstwertgefühl zu erhöhen, den erotischen und beruflichen „Marktwert" zu steigern. Der Körper ist zunehmend persönlicher Glückslieferant und Medium zur „Sinnfindung".

Der durch Medien und Gesellschaft geprägte starke Fokus auf die äußere Erscheinung kann die körperdysmorphen Symptome durchaus verstärken, ist jedoch *nicht die* Ursache für die Erkrankung. Bereits vor mehr als hundert Jahren wurde die Körperdysmorphe Störung beschrieben, lange bevor die Medien sich zu einer solch prägenden und bestimmenden Kraft entwickelt und Schönheitsideale einen so hohen Stellenwert eingenommen haben. Dennoch berichtet ein Teil der Betroffenen, dass die ständige Konfrontation mit Schönheitsidealen zu einer noch stärkeren Beschäftigung mit der äußeren Erscheinung führt. Beeinflusst durch Schönheitsideale und Schönheitsstandards, erfährt eine Person mit einer Körperdysmorphen Störung ihre vermeintlichen Normabweichungen als zusätzlich extrem belastend. Es entsteht ein Gefühl von Ohnmacht, die betroffene Person kann den Idealen nicht gerecht werden. Der Makel wird als Stigma erlebt und in das Selbst integriert. Die Verfügbarkeit medizinischer Maßnahmen ermöglicht eine Korrektur des vermeintlichen Makels.

Hänseleien. Menschen mit einer Körperdysmorphen Störung berichten häufig über negative soziale Erfahrungen. Sowohl Studien als auch unsere klinische Erfahrung bestätigt dies. Hierbei handelt es sich um Hänseleien oder negative Kommentare bezüglich des Aussehens. Diese Erfahrungen werden zumeist in einem Alter gemacht, das als „kritisches" Alter gilt und wichtig ist für die Entwicklung des eigenen Selbst – die Pubertät.

Jugendliche in diesem Alter vergleichen sich mit anderen und unterscheiden zwischen dem, wer sie sein möchten und wer sie tatsächlich sind (Körperbild). Wird ein Mensch in diesem „kritischen" Alter oft mit negativen, verletzenden Äußerungen durch Mitschüler, Freunde, Kameraden konfrontiert (z. B. „Wenn du so aussiehst, bekommst du nie einen Freund.“), kann das dazu führen, dass diese in das Selbst integriert werden. Er fühlt sich als Außenseiter abgestempelt und hat das Gefühl, nicht dazuzugehören, entwickelt ein negatives Selbstkonzept und ein negatives Körperbild.

Hierbei gilt: Selbst wenn man diese Erfahrungen machen muss, bedeutet das *nicht* gleichzeitig, dass man eine Körperdysmorphe Störung entwickelt. Es gibt Zeiten, da ist man robuster und somit geschützter. Zu anderen Zeiten ist man sensibler für negative Erfahrungen. Durch Hilfen, soziale Unterstützung und Zuspruch durch andere können diese negativen Erlebnisse besser bewältigt werden.

Selbstunsicherheit, negatives Selbstkonzept und negatives Körperbild. Verschiedene Studien bestätigen, dass bei Menschen mit einer KDS ein geringes Selbstwertgefühl vorliegt. Selbstunsicherheit, Selbstabwertung, Minderwertigkeitsgefühle sowie ein negatives Selbstkonzept resultieren zumeist aus einer Zeit, in der Anerkennung, Bestätigung, Wertschätzung, Zuspruch, Zuneigung und Geborgenheit gefehlt haben – in Kindheit oder Jugend. In dieser Zeit kann sich die Beziehung zu den Eltern schwierig gestaltet haben. Oder aber es wurden andere negative Erfahrungen außerhalb der Familie gemacht und die Betroffenen haben keinen Rückhalt erfahren.

Die Auseinandersetzung mit dem sich verändernden Körper/Selbstbild in der Pubertät, die zunehmende Loslösung von der Familie, das Bewusstsein, von anderen in der neuen Körperlichkeit und außerhalb des neuen Umfeldes gesehen und neu bewertet zu werden, macht das Selbstwertgefühl abhängig vom Blick des anderen und kann ebenfalls zu Selbstwertschwankungen führen. Um mit diesen Schwankungen fertig zu werden, sind Stärken und bestimmte Fertigkeiten notwendig. Soziale und zwischenmenschliche Fertigkeiten helfen bestimmte Anforderungen oder Belastungen leichter zu bewältigen. Wir alle erwerben und besitzen diese Fertigkeiten mehr oder weniger. Machen wir in selbstwertentscheidenden Phasen negative Erfahrungen und können wir nicht auf Unterstützung, stabilisierende Erfahrungen oder diese Fertigkeiten zurückgreifen, so kann ein negatives Selbstkonzept entstehen.

Hänseleien bezüglich des Aussehens, Schönheitsideale, ein negatives Selbstkonzept und ein negatives Körperbild können neben anderen Faktoren einen Einfluss haben auf Entstehung und Aufrechterhaltung der Körperdysmorphen Störung.

Neben den bereits aufgeführten Faktoren können ebenso ein *kritisch zurückweisender Erziehungsstil* der Eltern, eine Neigung zu *Perfektionismus*, also überhöhten Ansprüchen an die eigene Person sowie *Zwanghaftigkeit* prädisponierende Faktoren sein.

2.2 Fehlerhafte Wahrnehmung und Bewertung des Aussehens

Verschiedene Forschergruppen stimmen darin überein, dass an der Entstehung und Aufrechterhaltung der Körperdysmorphen Störung vor allem fehlerhafte Wahrnehmungs- und Bewertungsprozesse bezüglich des Aussehens beteiligt sind. Das bedeutet, dass Menschen mit einer Körperdysmorphen Störung das eigene Aussehen, Körpermerkmale und geringfügige ästhetische Abweichungen in der äußeren Erscheinung anders wahrnehmen und verarbeiten als Menschen ohne diese Störung.

Die Ursache hierfür liegt in folgenden fehlerhaften Verarbeitungsprozessen:

1. *Selektive Aufmerksamkeit für ästhetische Abweichungen.* Wenn sich ein Mensch mit einer Körperdysmorphen Störung im Spiegel betrachtet, lenkt er seine Aufmerksamkeit ausschließlich auf den vermeintlichen Makel bzw. die minimale Abweichung des Körpermerkmals. Er lenkt seine Aufmerksamkeit also beispielsweise auf die zu große Nase. Das bedeutet, dass das Gesicht nicht in seiner Ganzheit gesehen wird, sondern der Makel, in unserem Beispiel die zu große Nase, bei der Betrachtung aus dem Spiegel „hervortritt". Es gibt Untersuchungen, die zeigen, dass Personen mit einer Körperdysmorphen Störung
   - eine erhöhte Aufmerksamkeit für bestimmte Reize aufweisen, die sich auf das Aussehen beziehen,
   - sich primär auf das Detail konzentrieren, also die ganzheitliche äußere Erscheinung vollkommen außer Acht lassen. Dies ist ein Hinweis für die Einschränkungen bei der Verarbeitung äußerer Reize.
2. *Sensitive Wahrnehmung ästhetischer Abweichungen.* Diese äußeren Abweichungen werden besonders *sensitiv wahrgenommen*. Es entsteht dabei ein verzerrtes Spiegelbild. Die Nase wird größer wahrgenommen, als sie in Wirklichkeit ist. Hinzu kommt, dass diese verzerrten Körpermerkmale als innere Bilder im Gehirn abgespeichert sind. Jedes Mal, wenn sich ein Mensch mit einer Körperdysmorphen Störung wieder im

Spiegel betrachtet, werden zusätzlich diese inneren verzerrten Körperbilder aktiviert und rufen negative Gefühle hervor. Der Wahrnehmung und Aktivierung dieser verzerrten inneren Körperbilder folgt die negative Bewertung.

3. *Negative Bewertung.* Der Wahrnehmung des verzerrten Spiegelbildes folgen typische Gedanken wie: „Meine Nase ist hässlich. Andere finden mich deshalb abstoßend.“ Die damit einhergehenden starken Gefühle wie Abneigung oder Ekel werden als Beweis für das vermeintlich hässliche Aussehen angesehen/erlebt. Dies führt zu einer noch stärkeren negativen Bewertung des Makels. Korrigierende Informationen, die das Gefühl und den Eindruck verändern könnten, werden ausgeschlossen und verstärken damit das Gefühl, hässlich oder entstellt zu sein.

Kontrollierende und vermeidende Verhaltensweisen (sich im Spiegel kontrollieren, den vermeintlichen Makel verbergen etc.) sollen helfen, den Makel zu verändern und die Unsicherheit zu reduzieren. Sie erfordern jedoch enorme Anstrengung, führen in einen Teufelskreis von weiterer Kontrolle, erhöhter Selbstaufmerksamkeit und negativer Bewertung.

Die selektive Aufmerksamkeit für Abweichungen im Aussehen, die sensitivere Wahrnehmung sowie die negative Bewertung des Makels sind wichtige aufrechterhaltende Faktoren.

Die fehlerhafte Wahrnehmung und Verarbeitung *basiert* auf *negativen, verzerrten, unflexiblen Gedankenmustern* (sog. „kognitiven Schemata“) wie beispielsweise die perfektionistische Einstellung zum Aussehen („Ich muss immer perfekt und makellos aussehen, nur dann bin ich akzeptabel.“) oder die Erwartung von Ablehnung („Wenn mein Aussehen nicht makellos ist, bin ich nicht liebenswert und die anderen werden mich ablehnen.“). Diese Schemata werden in Situationen aktiviert, in denen sich Personen mit dem Makel konfrontieren. Frühe negative Erfahrungen in Kindheit/Jugend (Hänseleien), Erziehung (Zurückweisung/Kritik), Lernen, Vorbilder (Schönheitsideale) sind unter anderem dafür verantwortlich, dass sich diese Schemata entwickeln können. Schemata werden daher auch häufig in Situationen aktiviert, die den Umständen ähneln, unter denen das Schema ursprünglich gebildet wurde.

2.3 Übermäßige Sensibilität für Ästhetik

Es wird angenommen, dass Menschen mit einer Körperdysmorphen Störung eine erhöhte Sensibilität für ästhetische Proportionen aufweisen. Der plastische Chirurg Harris (1982) bezeichnet diese erhöhte Sensibilität für ästhetische Proportionen als *„Ästhetikalität"*, die sich in einem übersteigerten Bedürfnis nach Symmetrie, Größe oder Proportionalität bestimmter Körperteile äußert. Sie ist vergleichbar mit einer besonderen Begabung wie Musikalität, die von Mensch zu Mensch variiert. Menschen mit einer erhöhten *Ästhetikalität* besitzen eine besonders sensitive Wahrnehmung für geringe Abweichungen vom normalen, proportionierten Aussehen, die für weniger sensible Menschen nicht wahrnehmbar sind. Wenn Menschen mit dieser erhöhten *Ästhetikalität* minimale Abweichungen an sich wahrnehmen, kann das sehr belastend und beängstigend für sie sein.

Exkurs Proportion

Proportioniertheit bedeutet Verhältnismäßigkeit, Ebenmaß oder auch Ausgewogenheit in den Größen- und Längenverhältnissen. Bereits die Ägypter, Griechen und Römer besaßen Proportions-(= Maß-)Regeln in Architektur, Malerei und Plastik. Die bedeutendste Proportionslehre der Griechen stammt von Polyklet (5. Jhd. v. Chr.), der seine Theorie auf Messungen am menschlichen Körper zurückgeführt hat. „... Körperliche Schönheit beruht auf der Proportioniertheit der Glieder ...". Körperteile werden verglichen und zueinander in Beziehung gesetzt. Das Ganze wird als Summe der Einzelteile beschrieben. In der Renaissance wird die Proportionslehre von berühmten Malern wie Leonardo da Vinci oder auch Albrecht Dürer übernommen. Leonardo versuchte, in den Proportionen des menschlichen Körpers den goldenen Schnitt wiederzufinden. In neuerer Zeit schaffte der französisch/schweizerische Architekt Le Corbusier eine Proportionsfigur, der sog. „Modulor", die ihn zur Findung von Maßen am Bau diente, die er im Einklang mit dem menschlichen Maß sah.

Harris (1982) geht davon aus, dass diese *angeborene* Sensitivität für ästhetische Proportionen evolutionsbiologisch verankert ist und einen Schutz vor „kranken“ Artgenossen darstellt. Aus evolutionsbiologischer Perspektive deuten ästhetische Proportionen auf Fitness, Widerstandskraft und gesunde Gene hin. Die Bevorzugung attraktiver Merkmale erscheint daher sinnvoll. Verschiedene Studien zur Attraktivität und Fruchtbarkeit weisen darauf hin, dass symmetrische, ebenmäßige Proportionen bevorzugt werden. Harris knüpft am Konzept der sog. *Preparedness* von Seligman (1971) an.[1] Überträgt man diese Annahme auf die Körperdysmorphe Störung, so bedeutet dies, dass Betroffene stärker *„prepared“*, das heißt entwicklungsgeschichtlich „vorbereitet“ sind, um bestimmte ästhetische Merkmale zu erkennen. Minimale Abweichungen vom normalen Aussehen werden besonders sensitiv wahrgenommen. Einzelne interessante Untersuchungen konnten belegen, dass Menschen mit einer Körperdysmorphen Störung eine größere emotionale Ansprechbarkeit auf attraktive Gesichter aufweisen und diese auch als weitaus attraktiver einschätzen als gesunde Kontrollpersonen.

2.4 Biologische Einflüsse

Denken, Fühlen und Handeln haben ihre biologische Grundlage im Informationsaustausch zwischen den einzelnen Nervenzellen im Gehirn. Hierbei spielen biochemische Botenstoffe, die sog. Neurotransmitter (z. B. Adrenalin, Serotonin oder Dopamin) eine wichtige Rolle. Diese Botenstoffe werden in den Nervenzellen hergestellt und ermöglichen es, dass Informationen von einer Nervenzelle zur anderen weitergegeben werden können und die Informationsverarbeitung reibungslos verläuft. Ohne sie ist keine Kommunikation, keine Informationsübertragung im Gehirn möglich.

Serotonin ist einer dieser Botenstoffe im Organismus, der unseren Gemütszustand, Schlafrhythmus, Essverhalten, Sexualtrieb steuert. Ein ausreichend hoher Serotoninspiegel an den Synapsen überträgt die Botschaft, dass wir satt, gelassen, innerlich ausgeglichen, zufrieden und ruhig sind. Serotonin dämpft verschiedene Gefühlszustände wie Aggressivität, Angst, Niederge-

---

1 Seligman stellte die Entstehung von Angststörungen ebenfalls in Bezug zur Evolutionstheorie. Danach sind Lebewesen entwicklungsgeschichtlich darauf „vorbereitet“, bestimmte Merkmale der Umwelt als gefährlich zu erkennen und sinnvoll darauf zu reagieren (z. B. Flucht, um Überleben zu sichern).

schlagenheit oder Depressionen, Hunger. Es wird daher auch als der uns „zivilisierende Botenstoff" oder auch als „Wohlbefindens"-Botenstoff bezeichnet, weil wir dank ihm ruhig und gelassen durch das Leben gehen. Ein Mangel an Serotonin ist unter anderem maßgeblich an der Entstehung und Aufrechterhaltung von Depressionen, Angststörungen, Zwangsstörungen oder Essstörungen beteiligt.

Störung des Serotoningleichgewichtes. Bei der Körperdysmorphen Störung konnten mit einer speziellen Gruppe von Medikamenten zur Behandlung von psychischen Störungen, den sog. SSRI (Selektive Serotonin-Reuptake-Inhibitoren) Verbesserungen erzielt werden. Hieraus könnte man auf eine Störung des Serotoningleichgewichtes als Einflussfaktor schließen: In bestimmten Hirnregionen herrscht ein Mangel an Serotonin. Dieser könnte für das Entstehen einzelner Symptome verantwortlich sein, da SSRIs die Verfügbarkeit/Menge des Neurotransmitters Serotonin erhöhen. Durch die Einnahme von SSRIs kann das Ungleichgewicht wieder reguliert werden. Näheres dazu werden Sie noch in Kapitel 3.2 erfahren.

Veränderungen in spezifischen Bereichen des Gehirns. In neuropsychologischen Untersuchungen wurden Hinweise auf Veränderungen in der Struktur spezifischer Hirnareale gefunden. Darüber hinaus wurden bei Menschen mit einer Körperdysmorphen Störung im Vergleich zu gesunden Personen auch beeinträchtigte sog. *exekutive* Funktionen und Gedächtnisfunktionen beobachtet. Bei exekutiven Funktionen handelt es sich um mentale Funktionen, mit denen Menschen ihr Verhalten steuern. Mit ihrer Hilfe schmieden wir Pläne, treffen Entscheidungen, steuern unsere Aufmerksamkeit oder regulieren unser Verhalten. Sie dienen also der Handlungskontrolle, der zielgerichteten Handlungssteuerung und der Selbstregulation. Voraussetzung für das gute Funktionieren dieser Leistungen ist ein intaktes Stirnhirn sowie ein gutes Zusammenspiel bestimmter Nervenbahnen und der dazugehörigen Neurotransmitter. Treten hier Störungen auf, so sind auch die exekutiven Funktionen beeinträchtigt. Nicht nur bei der Körperdysmorphen Störung, auch bei einer Vielzahl anderer psychischer Störungen sind diese Exekutivfunktionen beeinträchtigt.

Abbildung 2 zeigt ein Modell, welches die unterschiedlichen Einflussfaktoren zusammenfasst. Es wird noch einmal deutlich, dass die Körperdysmorphe Störung viele Ursachen und Entwicklungseinflüsse hat. Wesentlich ist, dass viele der Prozesse noch nicht ausreichend erforscht sind. Es kann davon ausgegangen werden, dass neue Erkenntnisse in einzelnen Bereichen das Bild der Störung immer wieder verändern werden.

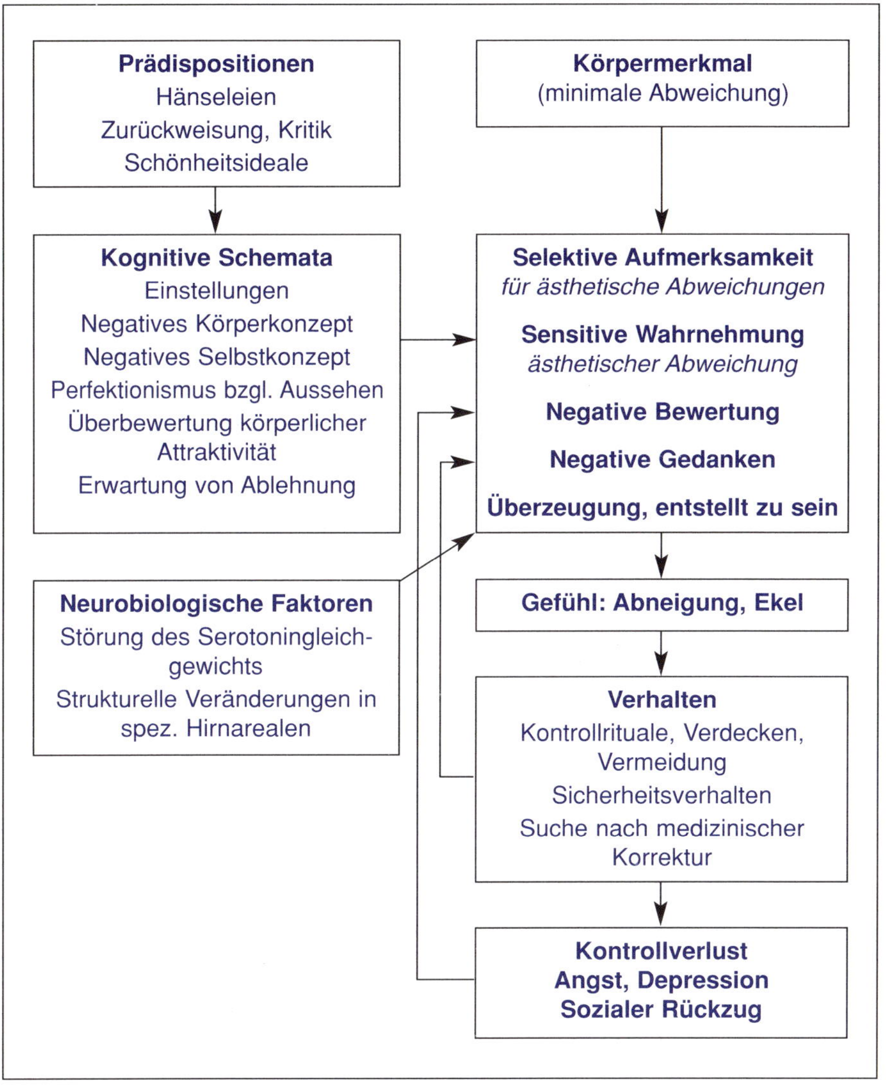

Abbildung 2: Erklärungsmodell der Körperdysmorphen Störung

Anhand des Modells werden neben den Einflussfaktoren auch die *Auswirkungen* für den einzelnen Betroffenen erkennbar. Verzweifelte Versuche, Kontrolle über den Defekt zu erlangen (z. B. sich vor dem Spiegel kontrollieren), scheitern und münden in dem Gefühl, die Kontrolle zu verlieren. Sozialer Rückzug, Isolation, Angst, Hoffnungslosigkeit, Depression bis hin zu suizidalen Tendenzen können die Folge sein.

Das Modell ermöglicht auch zu erkennen, wo die Therapie ansetzt. Medikamente greifen unmittelbar auf neurobiologischer Ebene in die Störung des Serotoningleichgewichts im Gehirn ein. Der Mangel wird ausgeglichen und ermöglicht eine bessere Informationsübertragung im Gehirn – von Nervenzelle zu Nervenzelle. Psychotherapie hingegen setzt an den problematischen Verhaltensweisen (Kontroll- und Vermeidungsverhalten, Sicherheitsverhalten), am Denken (Gedanken, Überzeugungen, Schemata) und den Erfahrungen an. Vor allem geht es jedoch darum, die übermäßige Bedeutung des Aussehens zu relativieren und andere persönlich wichtige Werte wieder zu finden bzw. zu entdecken, die zunehmend an Bedeutung gewinnen können. Damit werden wir uns im folgenden Kapitel beschäftigen.

3 Was kann man gegen eine Körperdysmorphe Störung tun?

Auch wenn die Körperdysmorphe Störung erst in den letzten Jahren zunehmend in das Interesse der Wissenschaft und Forschung gerückt ist, besteht Grund zur Hoffnung: es stehen wirksame und hilfreiche Behandlungsansätze zur Verfügung. Insbesondere in den vergangenen zehn Jahren konnte deren Wirksamkeit mehrfach erfolgreich in verschiedenen wissenschaftlichen Studien belegt werden. Unsere klinische Erfahrung und therapeutische Arbeit mit Patienten bestätigt dies. Es handelt sich hierbei vor allem um zwei Behandlungsansätze, auf die wir im Folgenden näher eingehen möchten und die sich in der Therapie der Körperdysmorphen Störung als erfolgversprechend erwiesen haben:

- kognitiv-verhaltenstherapeutische Behandlung und
- medikamentöse Behandlung.

Was ist kognitive Verhaltenstherapie?

Die grundlegende Annahme der *kognitiven Verhaltenstherapie* ist, dass die Art, wie wir über das, was in unserem Leben geschieht, *denken* (die Kognition), darüber entscheidet, was wir diesbezüglich *fühlen* (die Emotionen) und wie wir uns *verhalten*.

Beispielsweise berichtete eine Patientin Folgendes: Sie betrachte sich bei der Morgentoilette im Spiegel und sofort tauchte folgender *Gedanke* auf: „Diese Narben auf der Haut sehen scheußlich aus! Ich kann mich so nicht mehr sehen lassen!“ Dieser Gedanke ließ sie nicht mehr los, quälte sie, so dass sie sich noch *schlechter, unansehnlicher* und *unsicherer fühlte* und schließlich mit Make-up und Concealer versuchte, die vermeintlichen Narben zu kaschieren *(Verhalten)*. Dies wiederum führte dazu, dass sie im Laufe des Tages mehrfach stündlich den Drang verspürte, ihr Gesicht im Taschenspiegel, im Handy-Display, in Autofenstern u. Ä. zu kontrollieren: Begleitet von dem Drang, das Spiegelbild immer wieder genau betrachten zu müssen und die vermeintlichen Narben abzudecken; begleitet von der Hoffnung, anders auszusehen, als erwartet; und begleitet von der Überzeugung, sich noch schlechter zu fühlen, wenn sie dem Drang nicht nachgeben würde.

Kognitive Verhaltenstherapie hilft dabei, *problematische Verhaltensweisen* und *Gedanken* zu erkennen, die dazu beitragen, dass die Störung bestehen bleibt und Betroffene darunter leiden. Gleichzeitig geht es darum, aktiv Veränderungen anzustreben: Patienten lernen, problematische Verhaltensweisen unter Kontrolle zu bringen, indem Sie sich anders verhalten als bisher. Darüber hinaus hilft die Therapie, negative Gedanken mithilfe kleiner Experimente zu *überprüfen* und dabei verschiedene Situationen zutreffender zu beurteilen und zu deuten. Dies kann bewirken, dass Patienten sich besser fühlen.

Es gibt auch andere Psychotherapieansätze, hier vor allem die Psychodynamische Psychotherapie, für die bislang lediglich Einzelfallberichte zur Körperdysmorphen Störung vorliegen. Die Wirksamkeit der psychodynamischen Behandlung von Körperdysmorphen Störungen ist bisher noch nicht belegt, es gibt in diesem Bereich bisher noch keine Forschungsaktivitäten. In *psychodynamisch orientierten Behandlungen* geht es primär um die Bearbeitung von emotionalen Konflikten oder Verletzungen in der frühen Kindheit bzw. der Vergangenheit, die sich in aktuellen körperdysmorphen Beschwerden zeigen. Das bedeutet, dass bei der Behandlung der Körperdysmorphen Störung zunächst insbesondere die persönliche Lebensgeschichte (hier vor allem Verletzungen, Enttäuschungen, Frustrationen, zentrale Konflikte, Wünsche, Motive) im Zentrum steht. Diese Erfahrungen werden besprochen und analysiert, um die Verletzungen besser verarbeiten zu können. Ist der zentrale Konflikt erkannt, so wird er in unterschiedlichen Alltagssituationen im Hier und Jetzt erkennbar und verständlich. Vor dem Hintergrund der biografischen Muster wird es möglich, durch alternative Handlungsweisen neue Erfahrungen zu sammeln und diese in unterschiedlichen Lebenssituationen einzusetzen.

Auch in der Kognitiven Verhaltenstherapie spielt die Bearbeitung der Vergangenheit insbesondere bei der Betrachtung von Grundüberzeugungen (vgl. Kapitel 3.1.6) und auch das Erlernen von neuen Verhaltensweisen eine zentrale Rolle. Es finden sich demzufolge Parallelen bei den Psychotherapien.

3.1 Kognitiv-verhaltenstherapeutische Behandlung

Wir wissen, dass es sehr viel Mut, Kraft und Überwindung erfordert, um sich auf den Weg zu begeben und etwas gegen die Körperdysmorphe Störung zu unternehmen. Ist der erste entscheidende Schritt gegangen, so werden Ihnen die folgenden Schritte leichter fallen und der Weg nicht mehr unendlich erscheinen. Wir möchten Sie bestärken, sich auf diesen Weg zu begeben und das eigene Leiden endlich zu beenden – es lohnt sich! Der erste Schritt bedeutet zunächst, bereit für eine Veränderung zu sein, sie anzustreben und auch zu *wollen.* Dabei gilt es

1. sich das Leben nicht mehr durch belastende Kontrollrituale, Vermeidung und belastende Gedanken bestimmen zu lassen, sondern wieder ein normales Leben zu führen;
2. sich nicht mehr auf die vermeintlichen heilsbringenden chirurgischen Korrekturmöglichkeiten einzulassen;
3. die eigene Scham zu überwinden und sich gegenüber einer vertrauten Person zu offenbaren: Das kann zunächst ein Freund oder aber auch ein Angehöriger, Ihr behandelnder Arzt oder ein Psychotherapeut sein;
4. dem Problem „tief ins Auge zu sehen“ und dabei die „Maske“ abzulegen. *Also,* aktiv *wirkliche* Veränderungen anzustreben, um die Belastungen durch das Erleben von Entstellung besser bewältigen zu können.

Der nächste Schritt besteht darin, sich auf die Suche nach professioneller Hilfe zu begeben: nach einem Psychotherapeuten oder Psychiater in Ihrer Nähe. Klären Sie im Vorfeld ab, inwieweit er oder sie mit der Problematik vertraut ist und bleiben Sie „am Ball“, wenn die jeweilige Person nicht gleich die richtige ist. Im Anhang finden Sie Kontaktadressen von Hochschulambulanzen in verschiedenen Regionen Deutschlands, die Ihnen entweder direkt einen Therapieplatz anbieten können oder auch, wenn sie momentan keinen freien Therapieplatz zur Verfügung haben, Sie dabei unterstützen können, in Ihrer Stadt/Umgebung jemanden zu finden, der Ihnen helfen kann (vgl. Seite 74 ff.).

Sehr häufig suchen Betroffene mit Körperdysmorpher Störung den Psychotherapeuten zunächst wegen anderer Erkrankungen auf (vor allem Depressionen oder Angststörungen). Wir sind bereits in Kapitel 1.3.3 darauf eingegangen, dass diese Erkrankungen sehr häufig zusätzlich vorkommen können. Oder aber der Psychotherapeut wird wegen akuter Belastungen aufgesucht, die häufig mit der Störung im Zusammenhang stehen, z. B. Probleme in der Partnerschaft/Sexualität, Schwierigkeiten am Arbeitsplatz oder soziale Isolation. Es geht also zunächst darum, den Umgang mit z. B. partnerschaftlichen oder familiären Problemen zu verbessern. Bei depressiven Symptomen sind zunächst verschiedene Maßnahmen/Aktivitäten notwendig, die mit Erfolgserlebnissen verbunden sind und die zu einer Stimmungsverbesserung beitragen können.

Wenn Sie im Verlauf einer Psychotherapie bezüglich dieser zusätzlichen Probleme zunehmend Entlastung verspüren und das notwendige *Vertrauen* zwischen Ihnen und dem Therapeuten besteht, sollten Sie die Belastung durch das Erleben von Entstellung ansprechen. Ihr Therapeut wird hierfür Verständnis zeigen und Ihnen helfen. In der Therapie steht die übermäßige Bedeutung, die die Beschäftigung mit dem Aussehen in allen Lebensbereichen eingenommen hat, im Zentrum. Diese Beschäftigung nimmt oftmals sehr viel Zeit in Anspruch und belastet Sie sehr stark. Das bedeutet, Ihr Aussehen hat eine so wichtige Rolle in Ihrem Leben bekommen, dass es Ihr Leben überschattet und Ihr Selbstbewusstsein beeinträchtigt.

3.1.1 Aufrechterhaltende Prozesse: Zusammenhänge entdecken und verstehen

Um aus dem im Kapitel 2.2 besprochenen Teufelskreis von Kontrolle, Vermeidung, Verbergen, erhöhter Selbstaufmerksamkeit, negativer Bewertung und damit einhergehenden Gedanken einen Weg heraus zu finden, ist es notwendig, die sog. *aufrechterhaltenden Prozesse* zu unterbrechen. Die Kognitive Verhaltenstherapie setzt daher an den zwei wichtigsten Mechanismen an, die dafür verantwortlich sind, dass die Körperdysmorphe Störung bestehen bleibt: (1) problematische Verhaltensweisen wie Kontrollieren, Verbergen, Vermeiden, Sicherheitsverhalten und (2) negative Gedanken und Überzeugungen. Diese haben wir bereits in den vorangehenden Kapiteln im Detail besprochen; sie verstärken sich gegenseitig. Sie werden sich nun fragen, warum?

Kurzfristig tragen die zwanghaften Kontrollrituale (z. B. Camouflaging), insbesondere die Überprüfung des Makels vor dem Spiegel und das Vermeidungsverhalten zunächst einmal dazu bei, dass Sie für einen kurzen Moment *Entlastung, Erleichterung* oder *Entspannung* verspüren. Die Gefahr ist für eine Weile gebannt, der Makel hat Sie nicht „im Griff", sondern Sie haben ihn unter Kontrolle.

Langfristig tragen diese problematischen Verhaltensweisen dazu bei, dass Sie das starke Bedürfnis entwickeln, diese häufiger auszuführen, um weiterhin die Kontrolle zu behalten. Sie leben also in dem fortwährenden Gefühl, den Makel überprüfen zu müssen. Hinzu kommt, dass Sie nicht nur Handlungszwängen ausgeliefert sind, sondern auch gedanklich (bis zu mehrere Stunden täglich) mit dem Makel beschäftigt sind. Dies führt zu einer übermäßigen Fixierung auf die Überzeugung, im Aussehen durch den Makel entstellt zu sein. Sie können sich nicht mehr von dieser Vorstellung und Überzeugung befreien. Sie betrachten den Makel immer wieder im Taschenspiegel und lenken automatisch Ihre Aufmerksamkeit auf das jeweilige Detail. In der Folge treten wiederum Gedanken auf, die dazu führen, das bestimmte Assoziationen und Vorstellungsbilder aktiviert werden (vgl. Kapitel 2.2) sowie eine nachträgliche negative Bewertung erfolgt. Sie bewegen sich also in einem fortwährenden Teufelskreis.

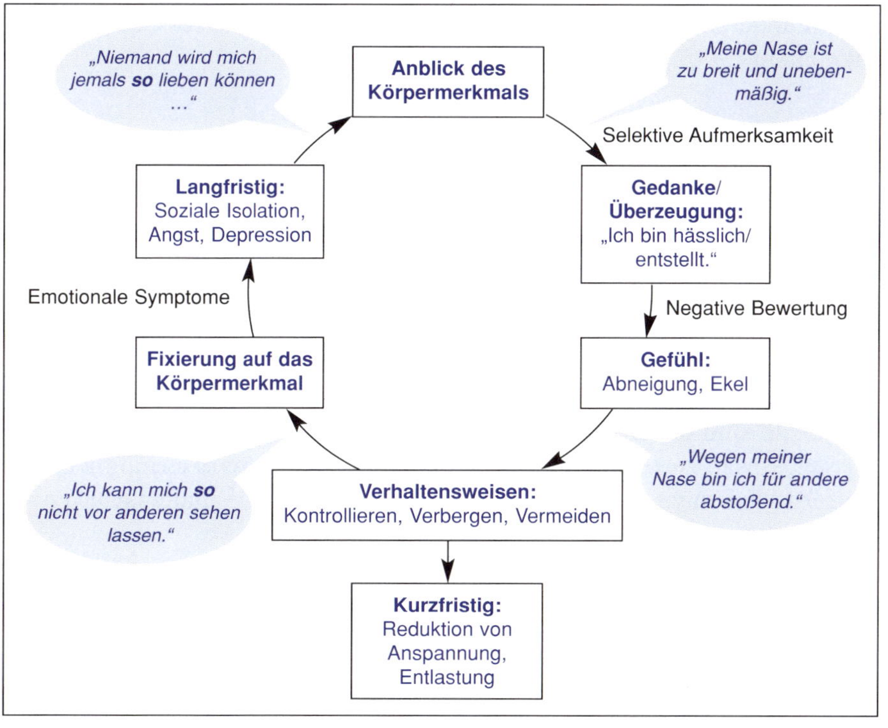

Abbildung 3: Der Teufelskreis bei Körperdysmorpher Störung

Wertvolle neue Informationen und Erfahrungen können dadurch nicht wahrgenommen bzw. erlebt werden. Auch die verstärkte Vermeidung, die eine Konfrontation mit dem Makel verhindert, führt dazu, dass eine aktive Auseinandersetzung mit der Störung nicht erfolgen kann und die Körperdysmorphen Symptome bestehen bleiben. Der Teufelskreis und die wesentlichen aufrechterhaltenden Prozesse sind in Abbildung 3 dargestellt.

In der Therapie wird darauf hingearbeitet, dass Sie die vermiedenen Situationen wieder aufsuchen, unterlassene Aktivitäten wieder aufnehmen, bislang gewohnte Verhaltensweisen (Kontrollieren, Verbergen, Sicherheitsverhalten) zunehmend aufgeben, um neue Erfahrungen sammeln zu können. Auch die negativen Gedanken werden Sie dabei genauer „unter die Lupe" nehmen. Wesentlich hierbei ist, mehr Selbstbewusstsein *unabhängig* vom Aussehen aufzubauen. Es kommen dabei spezielle Methoden zur Anwendung, die Ihnen helfen, Ihre Gefühle in Situationen, in denen Sie mit Ihrem Aussehen oder dem Makel konfrontiert sind zu verändern, die Beziehungen zu anderen Menschen zu verbessern und ein positiveres Selbstbild zu entwickeln.

3.1.2 Die eigenen aufrechterhaltenden Prozesse herausfinden

Zu Beginn der Therapie werden Sie gemeinsam mit Ihrem Therapeuten versuchen, all jene Prozesse zu erfassen, die bei der Entstehung und Aufrechterhaltung Ihrer Körperdysmorphen Störung eine wichtige Rolle spielen. Sie werden all jene Prozesse näher beleuchten, die beispielsweise während einer konkreten „Spiegelsituation" ablaufen. Ihre *eigenen Beobachtungen* in unterschiedlichen problematischen Situationen; Ähnlichkeiten und Unterschiede sind daher wichtige Grundlage für die Therapie. Erst mit dem Wissen, was in einzelnen Situationen konkret abläuft, wird es möglich, den Teufelskreislauf zu unterbrechen und problematische Verhaltensweisen im Verlauf der Therapie systematisch zu verändern.

> Wenn Sie möchten, können Sie mithilfe der folgenden Fragen und des Arbeitsblattes 4 (vgl. Anhang, Seite 84) anhand einer konkreten unmittelbar zurückliegenden Situation Ihr eigenes „Modell" der Körperdysmorphen Störung entstehen lassen. Dies wird Ihnen dabei helfen, die eigenen, ganz persönlichen Prozesse einmal genauer zu beleuchten so-

wie auch die Wechselwirkungen besser zu verstehen. Nutzen Sie für diese Übung das Arbeitsblatt 4 und tragen Sie Ihre Entdeckungen jeweils in die vorgesehenen Kästchen des Diagramms ein.

Fragen

- **Situation:** Wann haben Sie sich das letzte Mal mit Ihrem Makel beschäftigt? Stellen Sie sich diese Situation noch einmal genau vor: Wo waren Sie? Waren Sie allein oder waren noch andere Menschen an Ihrer Seite? Tragen Sie diese Situation in das Kästchen des Diagramms ein (Arbeitsblatt 4).
- **Aufmerksamkeit:** Wenn Sie sich an diese Situation erinnern: Wo war Ihre Aufmerksamkeit? Worauf haben Sie sich besonders konzentriert? Auf welches Körpermerkmal oder Detail haben Sie Ihre Aufmerksamkeit gelenkt? Wie haben Sie dies getan? Haben Sie wahrgenommen, was andere Menschen um Sie herum gesagt/getan haben? Hatten Sie eine Vorstellung/ein Bild von sich vor Augen, wie andere Sie sehen? Tragen Sie Ihre Beobachtungen in das hierfür vorgesehene Kästchen ein (Arbeitsblatt 4).
- **Negative Gedanken:** Als Sie Ihre Aufmerksamkeit auf den Makel gerichtet haben, welche Gedanken kamen dabei auf? Was ging Ihnen durch den Kopf, vor, während und nach der Situation? Was haben Sie befürchtet? Notieren Sie Ihre Gedanken in dem vorgesehenen Kästchen (Arbeitsblatt 4).
- **Gefühle:** Als Sie den Makel betrachtet haben, welche Gefühle sind dabei aufgetreten, was haben Sie empfunden? Tragen Sie diese Gefühle in das vorgesehene Kästchen ein (Arbeitsblatt 4).
- **Verhaltensweisen:** Als Sie befürchteten, dass die anderen den Makel auch bemerken, was haben Sie getan? Haben Sie etwas getan, um den Makel unter Kontrolle zu bekommen? Was haben Sie getan, um sicherzustellen, dass die anderen ihn nicht bemerken? Haben Sie sich bereits vorher in einer bestimmten Weise auf die Situation vorbereitet? Oder haben Sie sich ganz zurückgezogen, um die Auseinandersetzung mit dem Blick der anderen zu vermeiden? Tragen Sie die typischen Verhaltensweisen in das Kästchen ein (Arbeitsblatt 4).

Auf diese Weise ist so Ihr eigenes „Modell“ der Körperdysmorphen Störung entstanden, welches die Entstehung Ihrer Symptome erklärt. Dieses Modell hilft Ihnen, Ihr Problem nach konkreten Aspekten zu sortieren und die starken bedrängenden Emotionen angesichts des scheinbar unlösbaren Problems zu relativieren.

Überlegen Sie nun noch einmal kurz, wie die einzelnen Komponenten Ihres ganz persönlichen Modells zusammenhängen:

1. Wenn Sie sich ganz auf den Makel konzentrieren, welche Auswirkung hat dies auf Ihre Überzeugung, im Aussehen entstellt oder hässlich zu sein? Verstärken sich Ihre Gedanken und Ihre Überzeugung dann noch mehr?
   Wenn ja, dann kennzeichnen Sie einfach den Pfeil zwischen dem Kästchen „Aufmerksamkeit“ und „Gedanken“ mit einem Plus „+“ (vgl. Arbeitsblatt 4)!
2. Wenn die Gedanken auftreten, wie verändern sich dann Ihre Gefühle? Verstärkt sich hierdurch Ihr Schamgefühl?
   Falls ja, so kennzeichnen Sie auch dies am jeweiligen Pfeil zwischen „Gedanken“ und „Gefühl“ mit einem Plus „+“ (vgl. Arbeitsblatt 4)!
3. Wenn negative Gedanken und Gefühle auftauchen, wie verändert sich dann Ihre Aufmerksamkeit? Verstärkt sich hierdurch Ihre Konzentration auf den Makel? Verstärkt sich dann auch Ihre Vorstellung, einen missgestalteten Körperteil zu haben?
   Sollten Sie dem zustimmen, so kennzeichnen Sie die jeweiligen Pfeile zwischen den Kästchen auch wieder mit einem Plus „+“ (vgl. Arbeitsblatt 4)!
4. Wenn negative Gedanken auftreten, erhöht oder verringert das Ihre Bereitschaft, bestimmte Verhaltensweisen durchzuführen?
   Wenn die Bereitschaft erhöht ist, so kennzeichnen Sie den Pfeil zwischen „Gedanken“ und „Verhaltensweisen“ mit einem „+“ (vgl. Arbeitsblatt 4)!
5. Erhöhen oder verringern diese Verhaltensweisen Ihre Aufmerksamkeit für den Makel?
   Wenn diese Verhaltensweisen Ihre Aufmerksamkeit für den Makel erhöhen, so kennzeichnen Sie den Pfeil zwischen „Verhaltensweisen“ und „Aufmerksamkeit“ ebenfalls mit einem „+“ (vgl. Arbeitsblatt 4)!

Wenn Sie Ihre *Aufmerksamkeit* ganz auf den Makel lenken, verlieren Sie den Blick nach außen. Das heißt, es ist Ihnen nicht mehr möglich, wahrzunehmen, was in der *tatsächlichen* Situation passiert. Es ist Ihnen nicht möglich, wahrzunehmen, wie andere *wirklich* reagieren. Die verstärkte

Konzentration auf den Makel und die damit einhergehenden Gedanken und Gefühle können Fehleinschätzungen begünstigen. *Negative Gedanken* und *Gefühle* wirken sich negativ auf Ihr *Verhalten* in einzelnen Situationen aus.

Nun haben Sie sich ganz bewusst und gezielt mit Ihren eigenen Mechanismen in einer typischen Situation auseinandergesetzt. Dies ist schon ein weiterer wichtiger Schritt; ersetzt jedoch keinesfalls das gemeinsame Aufspüren und Besprechen dieser Prozesse mit Ihrem Therapeuten. Im Verlauf einer Therapie werden Sie immer wieder feststellen, dass Ihnen noch neue Details auffallen oder aber sich verschiedene Dinge verändern. Insgesamt werden Sie jetzt besser nachvollziehen können, warum in der Kognitiven Verhaltenstherapie neben der Bedeutung des Aussehens primäre Ansatzpunkte die problematischen Verhaltensweisen, die Gefühle, die Gedanken und auch die „Makel-Aufmerksamkeit" sind.

3.1.3 Eine Angsthierarchie entwickeln

Nachdem Sie sich nun die verschiedenen Prozesse bewusst vor Augen geführt haben, ist es wichtig, all jene Situationen zu identifizieren, die Angst oder Scham hervorrufen und in denen Sie die problematischen Verhaltensweisen durchführen. Hierzu kann es sehr hilfreich sein, die Situationen nach dem Ausmaß der Angst und ihrer Schwierigkeit in eine Rangordnung zu bringen und so eine Angsthierarchie entstehen zu lassen. In Tabelle 1 finden Sie ein Beispiel einer solchen Angsthierarchie.

Tabelle 1: Beispiel einer Angsthierarchie

Situation	Intensität der Angst (0–100)	Vermeidung (0–100)	… was die Situation erschwert	… was die Situation erleichtert
vom Partner berührt werden, Geschlechtsverkehr	100	100	bei Licht/ Kerzenschein berührt werden	bei Dunkelheit berührt werden

Tabelle 1: Beispiel einer Angsthierarchie (Fortsetzung)

Situation	Intensität der Angst (0–100)	Vermeidung (0–100)	... was die Situation erschwert	... was die Situation erleichtert
ins Schwimmbad/in die Sauna gehen	90	100	viele Menschen, grelles Licht, keine bedeckenden Kleidungsstücke (Bademantel)	wenige Menschen, Selbstbräuner, wasserfestes Make-up
ungeschminkt Bekannten treffen	80	90	tagsüber (Licht), Biergarten, viele Menschen, kein Taschenspiegel in greifbarer Nähe	abends, schwach beleuchteter Ort, wenige Menschen, Taschenspiegel in greifbarer Nähe
ungeschminkt spazieren gehen	70	80	tagsüber im Sonnenlicht, allein, Arbeitskollegen treffen	abends im Dämmerlicht, vertraute Person an der Seite
hell beleuchteten Raum mit anderen Personen betreten	60	70	enger Raum, Nähe des Makels zu den anderen Personen	größerer Raum, Distanz des Makels zu den anderen Personen
sich im Spiegel betrachten	50	20	fremde oder vertraute Person in der Nähe	allein, Spiegel jederzeit verfügbar
sich nackt im Badezimmer aufhalten	40	50	mit Partner im Badezimmer sein	allein im Badezimmer sein
Duschen	30	20	Partner schaut zu, Spiegel in der Nähe	allein, kein grelles Licht
geschminkt spazieren gehen	20	10	einer bekannten Person begegnen	niemandem begegnen
Fotos von sich anschauen	10	10	im Beisein von anderen Fotos anschauen	Fotos allein anschauen

Arbeitsblatt 5 (vgl. Anhang, Seite 85) ist Ihnen bei der Erstellung Ihrer ganz persönlichen Angsthierarchie behilflich. So können Sie Ihre eigenen Situationen in eine Rangordnung bringen.

Ganz oben in der linken Spalte tragen Sie all jene Situationen ein, die Ihnen die größte Angst bereiten, ganz unten all jene, die Ihnen die geringste Angst bereiten. Schätzen Sie dann die Intensität der Angst ein, die die jeweilige Situation bei Ihnen hervorruft und geben Sie an, wie häufig Sie diese Situation bislang vermieden haben. Darüber hinaus können Sie einmal überlegen, welche Bedingungen es Ihnen erschweren, die Situation aufzusuchen bzw. unter welchen Bedingungen Sie diese Situation leichter aushalten können.

Es ist sehr wahrscheinlich, dass Sie gemeinsam mit Ihrem Therapeuten noch weitere Situationen oder Aktivitäten aufspüren, die ebenfalls Angst auslösen und die körperdysmorphen Symptome provozieren. Diese können Sie dann in Ihre individuelle Angsthierarchie hinzunehmen.

3.1.4 Sich mit vermiedenen Situationen konfrontieren

Den nächsten Schritt und alle weiteren Schritte sollten Sie zunächst *unbedingt gemeinsam* mit Ihrem Therapeuten gehen. Es geht nun darum, sich mit allen bisher vermiedenen Situationen zu *konfrontieren.* Das heißt, Sie begeben sich gezielt in Situationen, die Sie bisher vermieden haben und verhalten sich dabei so, als ob es nichts zu befürchten gäbe. Wenn die Therapie fortgeschritten ist, werden Sie zunehmend auch selbstgeleitet (allein) einzelne Situationen gezielt aufsuchen. Wozu das Ganze, werden Sie sich jetzt fragen. Wozu sich quälen, wozu all jene Situationen aufsuchen, denen Sie bislang bewusst ausgewichen sind?

Bisher war es so, dass Ihr gesamtes Denken, Fühlen und Handeln, Ihre Wahrnehmung auf den Makel ausgerichtet war, Sie sich permanent selbst beobachtet und verschiedene Situationen bewusst vermieden haben. Der Makel hat sozusagen all Ihre Ressourcen aufgebraucht: Ihre gesamte Aufmerksamkeit, Kraft und Energie. Wichtige neue und andere Informationen in verschiedenen Situationen konnten Sie daher nicht oder nur sehr eingeschränkt wahrnehmen. Hinzu kommt, dass Sie bislang erwartet haben, dass andere Personen auf den äußerlichen Makel negativ reagieren werden. Durch die eingeschränkte Wahrnehmung und die Vermeidung konnten Sie wertvolle neue Erfahrungen nicht mehr machen und waren für positive Rückmeldungen „blind". Auch waren Sie möglicherweise in Ihren Unternehmungen/in der Freizeit sehr eingeschränkt.

Solange Sie angst- und schambesetzte Situationen weiterhin bewusst vermeiden, ist es sehr wahrscheinlich, dass die körperdysmorphen Symptome bestehen bleiben. Verharren in der Vermeidung bedeutet: stehen bleiben. Neue Erfahrungen sammeln bedeutet: auf dem Weg sein.

Konfrontation bedeutet nun, dass Sie versuchen, Einfluss zu nehmen auf die Liste der angstauslösenden Situationen, indem Sie diese gezielt wieder aufsuchen und dabei Ihre *Aufmerksamkeit* einmal *weg* vom Makel, den eigenen Vorstellungsbildern („hässlicher Anblick") und Emotionen (Scham, Ekel) *nach außen* auf die Situation und Ihre Umwelt zu lenken. Das ermöglicht Ihnen, bewusster zu erleben, was in der Situation noch passiert und wie andere Menschen tatsächlich auf Sie reagieren. Sie können verbale und auch nonverbale Reaktionen der anderen bewusster beobachten und sich darauf konzentrieren, ohne unablässig mit dem Makel beschäftigt zu sein.

In der Therapie gibt es verschiedene Methoden, wie Sie lernen können, die Aufmerksamkeit in problematischen Situationen (s. Angsthierarchie) bewusst nach außen zu lenken. Hierfür brauchen Sie viel Übung, auch zu Hause. Zunächst können Sie für eine festgelegte Zeit, beispielsweise 10 Minuten, mehrere Male täglich üben, Ihre Aufmerksamkeit auf verschiedene neutrale Merkmale Ihrer Umwelt (zu Hause, draußen) lenken: Geräusche, Farben, Formen, Licht, Schatten etc. Sollten dabei Ihre Gedanken abschweifen o. Ä., so ist dies vollkommen normal, lenken Sie dann die Aufmerksamkeit wieder zurück. Später, wenn Sie darin geübter sind, können Sie versuchen, Ihre Aufmerksamkeit in leichten, für Sie zunächst nicht bedrohlichen Situationen (z. B. beim Duschen) bewusst auf die Situation zu lenken. Beispielsweise könnten Sie beim Duschen die Aufmerksamkeit bewusst auf die Temperatur des Wassers oder das angenehme Gefühl auf der Haut lenken und *nicht* auf den Makel.

Wenn die Therapie weiter fortgeschritten ist, könnte eine mit Angst einhergehende soziale Situation ein Test sein, die Aufmerksamkeit bewusst nach außen zu lenken und die eigenen Erwartungen hinsichtlich der Folgen zu überprüfen. Dies könnte beispielsweise ein Gespräch mit einer fremden Person über unterschiedliche Distanzen (zunächst längere/dann kürzere

Entfernung) sein, bei dem Sie sich so weit wie möglich auf den Inhalt der Unterhaltung, die Meinung Ihres Gesprächspartners etc., seine nonverbalen Signale, seine tatsächliche Reaktion konzentrieren. Ihr Therapeut wird Ihnen dabei Schritt für Schritt behilflich sein und dies mit Ihnen üben.

Um neue Erfahrungen machen zu können, ist es notwendig, in Angst auslösenden Situationen die Aufmerksamkeit nach außen, auf die Situation, auf Gesprächspartner etc. auszurichten. Darüber hinaus ist es notwendig, die problematischen Verhaltensweisen abzubauen, damit Ihre negativen Überzeugungen wirklich überprüft und gegebenenfalls korrigiert werden können.

Generell gilt bei der Konfrontation: Sie werden sich langsam entlang einer Angsthierarchie vorwärts bewegen. Man nennt dieses Vorgehen „graduiert". Das bedeutet, das Sie mit all jenen Situationen beginnen, die für Sie zunächst mit geringer Angst einhergehen und sich dann langsam entlang der Hierarchie hocharbeiten. Dabei ist es wichtig, dass Sie sich insbesondere mit all jenen Umständen konfrontieren, die die Situation bisher erschwert haben (s. Angsthierarchie). Diese provozieren Angst. Angst, dass etwas passieren wird, was bisher noch nicht eingetreten ist (die anderen bemerken den Makel und wenden sich ab). Ihr Körper ist dann in ständiger Alarmbereitschaft bezüglich der „Gefahr", die droht, und bereitet sich auf eventuell erforderliche Handlungen (sich aus Situation zurückziehen, fliehen) vor. Je häufiger Sie sich jedoch mit diesen angstauslösenden Situationen konfrontieren, umso mehr können Sie Erfahrungen machen, die den Erwartungen entgegenstehen und die Angst zunehmend minimieren.

Auf all jene Umstände/Dinge, die die Situation bisher erleichtert haben, sollten Sie hingegen verzichten. Diese ermöglichen keine neuen Erfahrungen und sind oftmals problematische Verhaltensweisen (Sicherheitsverhalten, Kontrollverhalten etc.).

3.1.5 Unterlassen problematischer Verhaltensweisen

Gleichzeitig ist bei der Konfrontation mit den Situationen wichtig, *auf alle problematischen Verhaltensweisen* (Kontrollrituale, Abdecken des Makels, Sicherheitsverhalten), die Sie auf Arbeitsblatt 2 zusammengetragen haben, zu *verzichten,* d. h. sie wegzulassen. Wir haben bereits gemeinsam mit Ihnen herausgefunden, dass diese Verhaltensweisen wesentliche aufrechterhaltende Mechanismen der Körperdysmorphen Störung sind. Wenn Sie etwas gegen die Störung unternehmen wollen und sich nachhaltige Erfolge wünschen, so *müssen* Sie auf Ihre altvertrauten täglichen Begleiter (Spiegel, Hüte, Selbstbräuner, Make-up etc.), die Kontrollrituale, das Sicherheitsverhalten verzichten (s. Kapitel 1.3.1).

Zur Erinnerung können Sie Arbeitsblatt 2 nutzen, um sich Ihre typischen Verhaltensweisen noch einmal vor Augen zu führen.

Was könnte Ihnen dabei helfen, auf die problematischen Verhaltensweisen zu verzichten? Vielleicht überlegen Sie einmal kurz, was zum Beispiel geschehen würde, wenn Sie auf dem gleichen Kurs bleiben und so weitermachen wie bisher! Wäre das für Sie erstrebenswert? Was könnte passieren, wenn Sie die Richtung ändern? Wäre eine Änderung des Kurses wichtig für das Erreichen einer Sache, die Ihnen mehr bedeuten könnte als der Makel? Was könnte das sein? Was möchten Sie sehr gern erreichen, was wünschen Sie sich zutiefst und wobei stehen Ihre Ängste und die körperdysmorphen Symptome Ihnen im Weg? Wünschen Sie sich ein Ende des Verbergens, Kaschierens, Kontrollierens, des ewigen Drehens um das Aussehen? Wünschen Sie sich mehr Kraft und Energie für andere Dinge im Leben? Welche Dinge sind das?

Sollten Sie diesen Fragen noch sehr ambivalent, also noch sehr zwiespältig gegenüber stehen, so ist es vielleicht entlastend für Sie zu wissen, dass dieses Gefühl normal ist und ein Stadium im normalen Prozess von Veränderungen. Es ist auch normal, in dieser Ambivalenz für eine Zeit „hängen" zu bleiben. Manchmal kann es sogar sehr schwer sein, sich für oder gegen etwas zu entscheiden. Haben Sie jedoch Ihre Antworten auf die Fragen gefunden, so wird sich die Ambivalenz auflösen und Sie brauchen nur noch wenig, um Veränderungen, auch im Verhalten, zu vollziehen. Wir möchten Sie daher bestärken, mutig zu sein und es auszuprobieren! Verzichten Sie einmal darauf, sich fortwährend im Spiegel zu betrachten, das Make-up stündlich zu erneuern oder aber den Makel ständig abzutasten. Wenn Sie es wünschen, so wird Ihnen Ihr Therapeut dabei helfen, die Veränderungen umzusetzen.

Wenn Sie auf Ihre altvertrauten Verhaltensweisen verzichten, durchbrechen Sie den Teufelskreis fortwährender Kontrolle und Vermeidung. Sie geben sich die einmalige Chance, sich einmal anders zu verhalten. So als ob es nichts zu befürchten gäbe und dabei zu erleben, was ohne diese Verhaltensweisen tatsächlich in der Situation geschieht.

3.1.6 Negativen Gedanken und Überzeugungen auf die Spur kommen

Wenn Sie sich zunehmend unterschiedlichen Situationen stellen und die problematischen Verhaltensweisen Stück für Stück aufgeben, können Sie verstärkt neue und wertvolle Erfahrungen machen, die Ihnen helfen, auch negative Befürchtungen und Erwartungen zu überprüfen. Hierzu ist es zunächst notwendig, sich alle negativen Gedanken, Befürchtungen, Erwartungen bewusst zu machen und gemeinsam mit Ihrem Therapeuten zu sammeln. Das ist manchmal nicht ganz leicht, weil sich Ihre Gedanken in manchen Situationen vielleicht schon „verselbstständigt" haben, unbewusst, automatisch ablaufen.

Vielleicht erinnern Sie sich auch an bestimmte „Leitsätze" aus Ihrer Kindheit oder Jugend, die Sie immer wieder gehört haben und die Sie im späteren Leben immer wieder begleitet haben (z. B. „Du musst perfekt ausschauen, sonst mag sie dich nicht."). Hieraus können sich Grundüberzeugungen entwickeln wie z. B. „Mein Wert hängt davon ab, wie ich aussehe." Vielleicht erinnern Sie sich auch an negative Kommentare bezüglich Ihres Aussehens, die Sie zutiefst verletzt haben und sich im Gedächtnis „eingebrannt" haben. Fühlen Sie sich heute in manchen Situationen so wie damals als Sie diese Erfahrung machen mussten? Welche Überzeugung ist möglicherweise daraus entstanden?

Nutzen Sie noch einmal Arbeitsblatt 3 und Arbeitsblatt 4, um sich an Ihre typischen negativen Gedanken und Befürchtungen zu erinnern. Notieren Sie sich auch Grundüberzeugungen.

Wenn bislang Gedanken wie z. B.: „Alle starren immer nur auf meinen Makel" oder „Nur wenn ich makellos aussehe, bin ich liebenswert und akzeptabel" (vgl. Kapitel 1.3.4), einen erheblichen Einfluss auf Ihr Leben genommen haben, so sollten Sie diese nun nach und nach überprüfen. Beobachten Sie einmal in unterschiedlichen Situationen, wie andere Menschen sich Ihnen gegenüber tatsächlich verhalten. In welcher Weise reagieren andere auf Sie? Welche nonverbalen Signale können Sie wahrnehmen? Nehmen andere Menschen Ihnen gegenüber eine zugewandte, offene Haltung ein oder wenden sie sich ab? Schauen sie Ihnen in die Augen oder starren sie permanent auf den Makel? Sprechen sie Sie spontan auf Ihren Makel an? Oder tun sie dies nur, wenn Sie sie um Rückmeldung bitten? Welche Schlussfolgerungen können Sie daraus ableiten?

Hierbei könnte es sein, dass sich die Bedeutung des Aussehens als Gradmesser für die eigene Selbstbewertung relativiert und Ihnen bewusst wird, dass andere Sie annehmen und *nicht* zurückweisen oder ablehnen. Oder aber, dass Sie feststellen, dass es ganz offensichtlich auch noch andere Qualitäten gibt, die andere Menschen an Ihnen sehr schätzen.

Möglicherweise fällt es Ihnen nun auch leichter, freundlichere, hilfreichere Gedanken zu entwickeln wie: „Andere akzeptieren mich auch mit meinem Aussehen, so wie ich bin." Wie fühlt sich dieser Gedanke an? Wie geht es Ihnen damit? Verändert sich mit diesem neuen Gedanken emotional etwas in Ihnen? In positiver Weise? Wenn ja, so notieren Sie sich diesen neuen Gedanken und rufen Sie ihn sich in anderen Situationen wieder ins Gedächtnis. Bleibt das neue positive Gefühl dazu bestehen? Versuchen Sie, diesen neuen Gedanken einzuüben, sich beispielsweise vor dem Spiegel zu betrachten und diesen Gedanken sich selbst vorzusprechen. Prägen Sie sich diesen freundlicheren, hilfreicheren Gedanken ein und erinnern Sie sich hieran in einer schwierigen Situation.

3.1.7 Neue Werte entdecken

Nachdem Sie (1) Ihre eigenen typischen Verhaltensweisen, Gedanken, Gefühle analysiert und (2) Situationen identifiziert haben, die mit Angst, Vermeidung und bestimmten Verhaltensweisen einhergehen, (3) sich mit den Situationen konfrontiert und dabei (4) problematische Verhaltensweisen abgebaut haben, ist es nun ganz wichtig, *mehr Selbstbewusstsein unabhängig vom Aussehen* zu erlangen. Es geht also in der Therapie auch darum, eigene ganz persönlich wichtige Werte und Bedürfnisse im Leben genauer aufzuspüren.

Sie können ja einmal überlegen, was in Ihrem aktuellen Leben von Bedeutung ist. Um dies zu veranschaulichen, nehmen Sie sich einfach ein Blatt

Papier und zeichnen einen Kreis, den Sie in unterschiedlich große Segmente einteilen. In Abbildung 4 finden Sie ein Beispiel für eine solches „Tortendiagramm“. In die Segmente tragen Sie all jene Dinge/Lebensbereiche, die aktuell eine Bedeutung für Sie haben (prozentualer Anteil). Folgende Fragen können Sie sich dabei stellen: Welchen Raum nimmt die Beschäftigung mit dem Makel in Ihrem Leben ein? Sind Sie damit zufrieden? Wie wichtig bzw. bedeutsam sind andere Lebensbereiche? Wie zufrieden sind Sie mit Ihren gegenwärtigen Erfahrungen in diesen Lebensbereichen? Wie häufig haben Sie in diesen Bereichen in der letzten Zeit etwas unternommen?

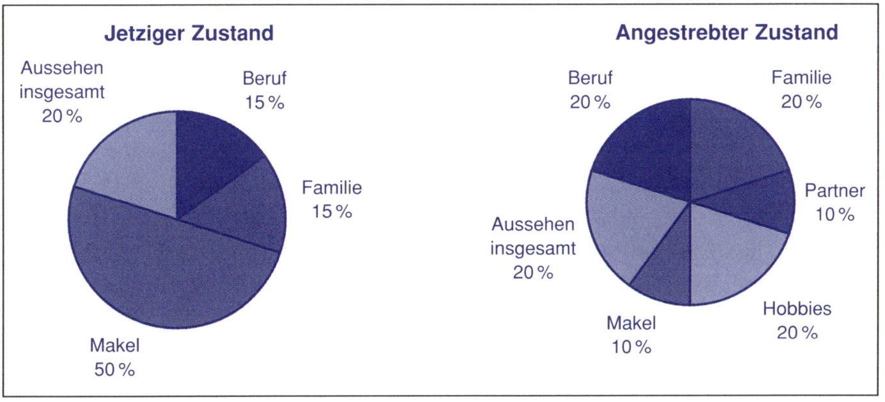

Abbildung 4: Tortendiagramm

Als Nächstes können Sie darüber nachdenken, was Sie künftig gern verändern möchten. Was wäre für Sie wichtig? Welche anderen Lebensbereiche sind bisher „zu kurz“ gekommen? Welchen Raum möchten Sie diesen anderen Lebensbereichen gern geben? Welche Ziele haben Sie? Zeichnen Sie hierfür einen weiteren Kreis und teilen Sie die jeweils wichtigen Lebensbereiche anhand ihrer Bedeutung wiederum in einzelne Segmente auf (vgl. Abbildung 4).

In der Therapie werden Sie sich gemeinsam mit Ihrem Therapeuten damit beschäftigen, wie Sie diesen Zielen noch näher kommen können. Dabei finden Sie möglicherweise Hindernisse oder Barrieren, die es erschweren, diese Ziele und angestrebten Bedeutungen zu erreichen (z. B. neue Freizeitaktivitäten entdecken: Reiten, Joggen, Walken, Malen, Bildhauern lernen, einen Garten pflegen, Meditieren etc., wenn das Nachgehen eines Hobbies ein wichtiges und zurzeit unerreichtes Ziel ist). Mit Ihrem Therapeuten können Sie sich dann überlegen, wie Sie diese Hindernisse abbauen können, um sich von den eigenen Wünschen und Bedürfnissen nicht weiter abgeschnitten zu fühlen und den Zielen näherzukommen.

Wenn Sie Ihren Zielen näher kommen möchten, so erinnern Sie sich an Zeiten, in denen es Ihnen besser ging. Nutzen Sie diese Ressourcen, um all jenen Dingen wieder näherzukommen, die Sie sich wünschen.

3.1.8 Rückfällen entgegenwirken

Es ist ganz normal, dass es im Verlauf einer Therapie Schwankungen geben kann, auch nach der Therapie. Es kann beispielsweise sein, dass Sie wieder in die alten Verhaltensmuster hineinrutschen (Kontrollieren, Verbergen, Vermeiden etc.). Erinnern Sie sich dann an all das, was Sie in der Therapie besprochen, gelernt, erfahren haben. Möglicherweise fällt Ihnen dies leichter, wenn Sie in Ihren eigenen Erinnerungen blättern können. Wir möchten Sie daher ermuntern, Ihre eigene, ganz persönliche Therapiegeschichte niederzuschreiben. Diese kann besonders hilfreich sein, wenn es Ihnen schlechter geht, Sie Ermutigung oder Ansporn brauchen, um wieder auf den richtigen Kurs zu kommen. Lassen Sie den Kopf nicht hängen! Wessen Sie am meisten bedürfen ist jemand, der Sie dazu bringt, dass zu tun, wozu Sie fähig sind – und das sind Sie selbst! Alle Veränderungen, die Sie bisher erreicht haben, sind die Früchte Ihrer eigenen Arbeit! Im folgenden Kasten finden Sie verschiedene Fragen, die Ihnen dabei helfen, die eigene Therapiegeschichte festzuhalten. Sie ist gleichzeitig auch eine Art „Rückfallplan".

Fragen zur Therapiegeschichte und für einen eigenen Rückfallplan

- Wie hat sich Ihre Körperdysmorphe Störung entwickelt? Welche auslösenden Faktoren hat es möglicherweise gegeben?
- Was hat zur Verschlimmerung beigetragen?

- Was hat sich seit der Therapie verändert? Was haben Sie im Laufe der Therapie gelernt bzw. erfahren?
- Welche negativen Gedanken und Überzeugungen hatten Sie? Welche negativen Gedanken/Überzeugungen/Gefühle in Ihnen würden alte Verhaltensmuster wieder fördern? Was könnten Sie dann verändern? Welche angemesseneren, freundlicheren Gedanken könnten Ihnen helfen? Welcher Weg könnte Sie aus den negativen Gefühlen hinausführen?
- Bei welcher Gelegenheit könnte es dazu kommen, dass Sie wieder in die alten Verhaltensmuster hineingeraten? Wenn Sie dies bemerken, was könnten Sie dann tun?
- Was könnte Ihnen helfen, nach einem Rückfall wieder auf Ihren Weg der Veränderung zurückzukehren? Wo genau müssten Sie wieder anknüpfen, welche Schritte sollten Sie noch einmal gehen? Wie könnten Sie sich ermutigen, weiterzumachen?
- Wie können Sie das weiter ausbauen, was Sie gelernt und erfahren haben?
- Gibt es noch andere Dinge, die Sie im Laufe der Therapie gelernt und erfahren haben und an die Sie sich erinnern sollten?

Wenn Sie möchten, dass Ihre erzielten Erfolge bestehen bleiben, so versuchen Sie immer wieder

1. neue Fertigkeiten in tägliche Situationen zu übertragen, sie zur Gewohnheit werden zu lassen: Führen Sie beispielsweise mehrmals täglich ein kurzes Aufmerksamkeitstraining durch, um die Aufmerksamkeit bewusst vom Makel auf andere Dinge zu lenken.
2. Konfrontationsübungen in Ihren Alltag einzubauen und dabei auf altvertraute Verhaltensmuster (Kontrollieren, Verbergen, Vermeiden, Sicherheitsverhalten) zu verzichten und mit neuem Verhalten zu experimentieren.
3. sich auf hilfreichere Gedanken zu konzentrieren z. B.: „Andere akzeptieren mich auch mit meinem Aussehen, so wie ich bin.“.
4. die neu entdeckten Lebensbereiche zu pflegen: Schenken Sie Ihre Aufmerksamkeit all jenen Dingen, die einen neuen Stellenwert in Ihrem Leben bekommen haben.
5. Verstärken Sie sich selbst für alle Anstrengungen auf Ihrem Weg zur Verwirklichung der eigenen Ziele und Werte! Loben Sie sich, lassen Sie

sich loben, tun Sie sich regelmäßig etwas Gutes! Diese neu gewonnene Freiheit haben Sie sich selbst hart erarbeitet!

6. Belohnungen (z. B. ein schönes Essen, ein Kino-, Ausstellungs- oder Konzertbesuch etc.) werden Ihnen helfen, den manchmal vielleicht nicht einfachen Weg zum Ziel durchzuhalten. Belohnungen können trösten und auch sehr anregend sein.

Wenn Sie möchten, notieren Sie sich diese Punkte in Ihrem Kalender/Tagesplaner oder kopieren Sie sich diese aus dem Buch, so dass Sie sie jederzeit im Bewusstsein behalten. Falls Sie eine Psychotherapie machen, besprechen Sie die Punkte unbedingt auch mit Ihrem Therapeuten! Wenn es Ihnen nach Therapieende schlechter gehen sollte, sich ein Rückfall in alte Verhaltensmuster abzeichnet und Sie nicht ganz allein einen Weg heraus finden: Überlegen Sie, ob Sie dazu die Hilfe von anderen Menschen brauchen. Wenn ja, welche? Wie könnten Sie andere Menschen dazu bewegen, Sie zu unterstützen? Vereinbaren Sie unbedingt auch mit Ihrem Therapeuten einen telefonischen „Notfall“-Termin. Er wird Ihnen zur Seite stehen und behilflich sein, die notwendigen Schritte zu gehen, um wieder auf den richtigen Kurs zu gelangen.

3.2 Medikamentöse Behandlung

Eine medikamentöse Behandlung der Körperdysmorphen Störung sollte insbesondere dann in Erwägung gezogen werden, wenn die Fixierung auf den Makel sehr stark ist (vgl. Kapitel 1.3.4), bei besonders ausgeprägtem Schweregrad, Depressivität und auch Suizidalität.

Selektive-Wiederaufnahme-Hemmer. Pharmakologische Studien verweisen in der Regel auf eine gute Ansprechbarkeit auf Serotonin-Wiederaufnahme-Hemmer (SSRI), auf die wir bereits kurz in Kapitel 2.4 eingegangen sind. SSRI sind eigentlich Antidepressiva, das heißt sie sind bei depressiven Verstimmungen wirksam. Durch die Beeinflussung des Botenstoffes Serotonin im Gehirn haben sie jedoch auch bei anderen psychischen Störungen und Problemen eine positive Wirkung (z. B. auch bei Angststörungen, Zwangserkrankungen, Essstörungen etc.).

Es gibt unterschiedliche SSRI, die sich aber nur geringfügig unterscheiden. Folgende SSRI wurden bislang in pharmakologischen Studien überprüft und haben sich bei der Behandlung der Körperdysmorphen Störung als wirksam erwiesen: Fluvoxamin, Fluoxetin, Citalopram und Clomipramin. In den Studien konnten mit 3-monatiger Behandlung Symptomverbesserungen (Schweregrad, Zwangsgedanken, Zwangshandlungen, Einsicht) sowie eine Reduktion der Depressivität nachgewiesen werden. Generell kann es 4 bis 8 Wochen dauern, bis man unter der SSRI-Behandlung eine deutliche Besserung erzielt, häufig ist jedoch bereits in den ersten 14 Tagen ein Effekt spürbar.

SSRI sollten immer durch einen Psychiater, Nervenarzt, Neurologen oder einen Facharzt mit einer Zusatzqualifikation für Psychotherapie, nicht allein durch einen Hausarzt, Allgemeinmediziner oder Internisten verschrieben werden. Holen Sie sich auf alle Fälle immer eine zweite unabhängige Meinung ein!

Nebenwirkungen. Jedes Medikament kann unerwünschte Wirkungen haben. Zu den häufigsten Problemen in der Anfangsphase gehören Übelkeit bzw. Magen-Darm-Beschwerden, seltener treten Schwindelgefühle oder Kopfschmerzen auf. Bei einigen Patienten kann auch Schwitzen als Nebenwirkung auftreten. Als wichtigste Nebenwirkung müssen sexuelle Funktionsstörungen (z. B. verzögerter Samenerguss, Beeinflussung der sexuellen Funktionen bei Mann und Frau) genannt werden. Sollten diese Nebenwirkungen auftreten, so sollten Sie dies unbedingt mit Ihrem Arzt besprechen. Es kann dann auf ein anderes SSRI zurückgegriffen werden, das weniger Nebenwirkungen in diesem Bereich aufweist.

In aller Regel gelten SSRI jedoch als verträgliche, d. h. nebenwirkungsarme Psychopharmaka. Wenn Beschwerden auftreten, so ist dies in aller Regel in der Anfangsphase der Behandlung der Fall und von vorübergehender Dauer. Da bei einigen SSRI eine lange Wirkdauer bzw. Wechselwirkungen mit anderen Medikamenten bekannt sind, sollten Sie unbedingt alle weiteren eingenommenen Medikamente und auch pflanzliche Präparate Ihrem Arzt mitteilen!

SSRI erzeugen keine Toleranz- oder Abhängigkeitsentwicklung, das heißt, sie machen nicht abhängig. Generell sollte man eine psychopharmakologische Behandlung nicht abrupt beenden. Vielmehr ist in Absprache mit dem Arzt die Dosis zu ändern bzw. schrittweise zu reduzieren, da sonst unerwünschte Nebenwirkungen auftreten könnten. Setzen Sie daher Medikamente nicht ohne Rücksprache mit Ihrem Arzt selbstständig ab!

3.2.1 Kognitive Verhaltenstherapie oder medikamentöse Behandlung?

Die Entscheidung sollten Sie gemeinsam mit Ihrem Arzt und Psychotherapeuten treffen. Sie ist immer abhängig von Ihrer persönlichen aktuellen Symptomatik! Generell sind Psychopharmaka mit Kognitiver Verhaltenstherapie kombinierbar. Aussagen darüber, ob eine Kombination beider Behandlungsmöglichkeiten noch wirksamer ist, können zum gegenwärtigen Zeitpunkt nicht getroffen werden. Hierzu existieren bislang keine klinischen Studien.

In einer großen Metaanalyse[2] konnte belegt werden, dass Kognitive Verhaltenstherapie noch effektiver ist als reine medikamentöse Therapie. In einer Reihe von Therapiestudien konnte die Wirksamkeit von Kognitiver Verhaltenstherapie erfolgreich nachgewiesen werden. Es handelt sich dabei durchgängig um Therapiestudien, in denen Konfrontation bei gleichzeitigem Unterlassen problematischer Verhaltensweisen und die Arbeit an negativen Gedanken und Grundüberzeugungen zur Anwendung kam.

Die Kognitive Verhaltenstherapie führte in allen Studien zu deutlichen Symptomverbesserungen hinsichtlich der Körperdysmorphen Störung sowie Depression, Vermeidung und Ängstlichkeit. Insgesamt sprechen die Ergebnisse dafür, dass vor allem langfristig mit Psychotherapie gute Erfolge erreicht werden können. Im Hinblick auf die Langzeitwirkung erscheinen die Effekte der Kognitiven Verhaltenstherapie *günstiger* als die der psychopharmakologischen Behandlungsansätze!

Bedenken Sie bei der Wahl Ihrer Behandlung: Kognitive Verhaltenstherapie ist langfristig wirksamer als medikamentöse Behandlung.

Im folgenden Kapitel möchten wir Ihnen die Erfahrungen einer unserer Patientinnen nahe bringen: sowohl ihre Erfahrungen mit der Körperdysmorphen Störung als auch mit der in diesem Ratgeber beschriebenen Kognitiven Verhaltenstherapie. Für Ihre Zustimmung, Ihre Geschichte auf den folgenden Seiten darlegen zu dürfen, möchten wir uns ganz herzlich bei ihr bedanken!

---

2 In einer Metaanalyse wird der aktuelle Forschungsstand zu einer Fragestellung zusammengefasst. Das heißt, es werden die Einzelergebnisse inhaltlich ähnlicher Studien zusammengefasst und im Hinblick auf die Wirksamkeit einer Maßnahme oder Behandlung untersucht.

4 Fallbeispiel: Die Körperdysmorphe Störung und ihre Behandlung

Leben mit der Körperdysmorphen Störung

Frau L. meldete sich im Rahmen eines Forschungsprojektes zur Behandlung der Sozialen Phobie in der Hochschulambulanz. Die heute 28-jährige Patientin berichtete im ersten Gespräch, unter sozialen Ängsten zu leiden, die vor allem verstärkt in den letzten Jahren aufgetreten seien. Sie habe Angst, Kontakte zu knüpfen, vor anderen zu sprechen oder beim Arbeiten beobachtet zu werden. Begibt sie sich in derartige Situationen, befürchte sie, für „blond und dumm gehalten zu werden" und von anderen negativ bewertet zu werden.

Erst nach weiteren Gesprächen öffnete sich Frau L. gegenüber der Therapeutin und äußerte, dass sie in verschiedensten sozialen Situationen vor allem eine Abwertung und Zurückweisung aufgrund des „nicht makellosen Aussehens" erwarte. Sorgen bezüglich des eigenen Aussehens würden bereits seit vielen Jahren bestehen. So sorge sie sich derzeit vor allem um die Pigmentflecken auf ihrer Haut. Auch unter ihrer „unförmigen Nase, den zu breiten Hüften und zu kleinen Brüsten" habe sie schon gelitten. Täglich beschäftige sie sich mehrere Stunden (bis zu 3 Stunden) nicht nur gedanklich mit ihrer Haut. Wenn möglich, kontrolliere sie mehrfach die Beschaffenheit der Haut im Spiegel, trage Make-up auf, benutze Selbstbräuner und trage vor allem im Sommer langärmlige Kleidung, um die Pigmentierung der Haut zu verdecken. Häufig denke sie verzweifelt: „Meine Haut sieht fürchterlich aus. Wenn die anderen mich sehen, werden sie meine Pigmentflecken sehen und denken, wie sieht die denn aus. Ich schäme mich." Sie vermeide es daher, ins Schwimmbad, Freibad oder in die Sauna zu gehen, meide körperlichen Kontakt und Nähe zu ihrem Freund, größere Feste und Feiern, weil sie die Befürchtung habe, dass andere sie mustern, ihre Haut anschauen und sich von ihr abwenden. Wenn Sie außer Haus ist, achte sie besonders auf die Haut und das Aussehen anderer und vergleiche sich mit ihnen. [Für die Therapeutin ließen sich nur bei genauerem Hinsehen und aus der Nähe diskrete Flecken am Arm feststellen.] Frau L. berichtete, dass sie sehr unter diesen Einschränkungen leide und sich in alltäglichen Dingen sehr beeinträchtigt fühle. Insbesondere ihre Partnerschaft und Sexualität seien in Gefahr, da sie große Scham empfinde, ihren Körper zu zeigen.

Die Sorgen bezüglich des Aussehens und die sozialen Ängste bestünden seit dem 14. Lebensjahr. Bei Vorträgen oder beim Vorsingen vor der Klasse sei sie von Mitschülern ausgelacht worden und errötet. Seit der 8. Klasse habe sie unter Akne gelitten, habe „schlechte Kleidung" getragen und sei in Bezug auf ihr Aussehen verschiedenen Hänseleien durch Mitschüler ausgesetzt gewesen („Wenn du so aussiehst, bekommst du nie einen Freund."). In der 8. Klasse habe sie sich vornehmlich mit ihrer Haut beschäftigt, habe mit Make-up, Selbstbräunern etc. versucht, Unebenheiten auszugleichen und sich im Laufe der folgenden Jahre unzählige Leberflecke entfernen lassen. In der 12. Klasse habe sie sich mit einem Höcker auf ihrer Nase beschäftigt, habe „nur Nase gesehen" und sich einer Nasenkorrektur (Rhinoplastik) unterzogen. Ihr damaliger Freund habe sie darin bestärkt („Deine Nase passt nicht zu dir."). Zeitgleich habe sie ihren Körper unproportioniert empfunden, „Oberkörper schmal, nach unten hin zu weite Hüften", vor allem ihre Brüste habe sie zu klein gefunden, so dass sie sich einer operativen Brustvergrößerung (Brustaugmentation) im Ausland unterzogen habe. Neben der Haut finde sie heute auch ihre Unterschenkel und Waden zu dick, so dass sie nur Hosen trage.

Nach dem Abitur schrieb sich Frau L. 2000 an einer Universität ein und begann bereits ein Semester später ein Fachhochschulstudium. Da die körperdysmorphen Beschwerden und die sozialen Ängste zunahmen, begann sie 2005 ein Fernfachhochschulstudium. Diese Entscheidung ermöglichte Frau L., sich zunehmend in einen eigenen Schonraum zurückzuziehen und verschiedene Situationen bewusst zu vermeiden. Es war nun nicht mehr notwendig, Veranstaltungen und Vorlesungen zu besuchen, da keine unmittelbare Anwesenheitspflicht bestand. Nach Abschluss ihres Studiums arbeitete Frau L. in einer Firma im Vertrieb/Handel, bekam viel Verantwortung durch ihren Chef übertragen und war mit unterschiedlichen sozialen Situationen konfrontiert, in denen der Makel erkannt werden könnte.

Behandlung der Körperdysmorphen Störung

Wesentlich für die Therapie war von Beginn an die starke Motivation und der Wille, im gegenwärtigen Leben grundlegend etwas verändern zu wollen. Und der unbedingte Wunsch, wieder ein normales Leben führen zu können.

Ohne fortwährende Kontrollrituale (Spiegel, Abdecken der Pigmentflecken mittels Make-up, Selbstbräuner etc.), ohne Verzicht auf all jene Dinge, die das Leben bereichern.

Tägliche Selbstbeobachtung in den ersten Wochen der Therapie ermöglichte es Frau L., gemeinsam mit ihrer Therapeutin ein eigenes, ganz persönliches Störungsmodell abzuleiten und dabei alle individuellen aufrechterhaltenden Faktoren der Störung zu erkennen. Auch konnte Frau L. dank der Selbstbeobachtung in verschiedenen Situationen zunehmend die Erfahrung machen, dass andere die Pigmentflecken gar nicht wahrnehmen, die Aufmerksamkeit nicht darauf lenken und sich darauf konzentrieren wie sie selbst. Auf der Grundlage des Modells wurden auch all jene Faktoren besprochen, die die übermäßige Sensibilität in der Wahrnehmung und auch die negative Bewertung erklären könnten: Erfahrungen von Hänseleien und negativen Kommentaren bezüglich des Aussehens in der Kindheit und in der Partnerschaft, ein sich veränderndes Körperbild in der Pubertät, die zunehmende Überbewertung des Aussehens, die perfektionistische Einstellung zum Aussehen, die exzessive Selbstbespiegelung sowie die selektive Makel-Aufmerksamkeit, der Rückzug und die Vermeidung verschiedener Situationen.

Ein Aufmerksamkeitstraining ermöglichte es Frau L. zu lernen, die Aufmerksamkeit bewusst und willentlich vom Makel nach außen zu lenken – sich ganz in die unterschiedlichsten Situationen zu vertiefen, dort zu bleiben, zu beobachten, was tatsächlich passiert und nicht wieder zur Haut und den Pigmentflecken zurückzukehren. Hierfür war sehr viel tägliche Übung notwendig, insbesondere zu Hause und in unterschiedlichsten Alltagssituationen. Frau L. übte zunächst, die Aufmerksamkeit in neutralen und zunächst nicht bedrohlichen Situationen bewusst auf bestimmte Merkmale der Umwelt zu lenken (Geräusche, Formen, Farben, Schatten/Licht etc.). Später wurden die Aufmerksamkeitsübungen ausgeweitet auf Situationen und Aufgaben, die von Frau L. teilweise vermieden wurden (ein Gespräch aus Distanz mit einer Kollegin führen, dabei immer wieder ganz intensiv mit der Aufmerksamkeit zur Gesprächspartnerin, Inhalt des Gesprächs zurückkehren und dabei auf die Reaktionen der Kollegin achten etc.).

Für die nächste Therapiephase und die beginnende Konfrontation mit vermiedenen Situationen wurde vereinbart, die Kontrollrituale zu reduzieren sowie auch auf andere problematische Verhaltensweisen (Verbergen der Pigmentierung mittels Make-up, Selbstbräuner, langärmeliger Kleidung etc.)

zu verzichten. Anhand einer Hierarchie angstauslösender Situationen konnte die Konfrontation schrittweise in aufsteigender Reihenfolge angegangen werden. Die Hierarchie umfasste: Fotos von sich selbst anschauen (20 % der maximalen Angst), jemandem Fotos von sich zeigen (30 %), sich mit einer Freundin verabreden (40 %), sich kurzärmelige T-Shirts und einen Rock in einer Boutique kaufen (50 %), ungeschminkt in der Stadt spazieren gehen (60 %), auf eine Party gehen (70 %), einen männlichen Bekannten zum Mittagessen treffen (80 %), ins Freibad gehen (90 %), sich nackt mit dem Freund im Badezimmer aufhalten (100 %). Die ersten vier Situationen wurden gemeinsam mit der Therapeutin bearbeitet. Wichtig war insgesamt, die Sicherheitsverhaltensweisen genau zu analysieren und das neue Verhalten schriftlich festzuhalten (keine bedeckenden Kleidungsstücke, Gesicht und Blick nicht abwenden, Orte bei Tageslicht aufsuchen, Kontakte nicht zu kurz halten oder sich abweisend verhalten). Im Vorfeld wurden zusätzlich eindeutige Kriterien festgehalten, anhand derer die ablehnenden Reaktionen der anderen auf die Pigmentflecken erkannt werden könnten (Gesichtsausdruck, Blickrichtung).

Trotz positiver Rückmeldungen der Menschen in ihrem Umfeld, die nicht ablehnend auf die Pigmentflecken reagierten, verliefen die Konfrontationsübungen nicht komplikationslos. Zwischenzeitlich fühlte Frau L. sich in anderen Körperregionen (Waden, Unterschenkel) entstellt, so dass immer wieder ein starker Wunsch nach operativer Korrektur aufkam. Die Bearbeitung der neuen Problembereiche war dann Gegenstand der Therapie. Es war daher nicht immer einfach, Stück für Stück das Körperbild zu korrigieren. Im weiteren Therapieverlauf konnte Frau L. durch das Betrachten des gesamten Körpers im Spiegel in sog. Spiegelkonfrontationen sowie das Anschauen von kurzen Videosequenzen einen ganzheitlicheren und positiveren Eindruck von sich selbst gewinnen. Und wurde dabei aufmerksam, dass es neben körperlicher Schönheit noch ganz andere Aspekte von Schönheit und Attraktivität gibt: die dynamische Schönheit, die sich in Mimik, im Lächeln, im gesamten Ausdruck eines Menschen zeigt.

All diese Erfahrungen und Rückmeldungen anderer in den unterschiedlichsten Situationen ermöglichten es, die eigenen negativen Gedanken und Überzeugungen („Nur wenn ich makellos aussehe, bin ich liebenswert) genauer „unter die Lupe“ zu nehmen und sie zu relativieren. Neue Dinge bekamen einen Raum in ihrem Leben: sie arbeitete für eine Zeit an einem interessanten Projekt im Ausland, begann nach ihrer Rückkehr Badminton in einem

Verein zu spielen, hatte Freude daran, mit Freunden unterwegs zu sein, wurde aktiver. Körperlichen Kontakt und Nähe zu ihrem Partner konnte sie mehr genießen. Zum Ende der Therapie wurde ein Rückfallplan entworfen. Hierbei wurde besprochen, dass Frau L. bei Wiederauftreten von Symptomen zunächst in Eigenregie die Konfrontation mit vermiedenen Situationen bei gleichzeitigem Unterlassen von problematischen Verhaltensweisen wieder aufnimmt und jederzeit ein telefonischer Notfall-Termin möglich ist, wenn sie sich schlechter fühlt.

5 Was Sie als Angehöriger tun können

Insbesondere all jenen, die Menschen mit einer Körperdysmorphen Störung nahe stehen, wird das wirkliche Ausmaß der Erkrankung durch das tägliche Einbezogensein deutlich. Im Extremfall wird der gemeinsame Alltag von der Erkrankung vereinnahmt. Es ist den Betroffenen nicht möglich, ein „normales Leben" mit anderen zu führen, auch wenn sie sich dies so sehr wünschen. Die Zeit, die für die Beschäftigung mit dem Makel notwendig ist, scheint sich unendlich auszudehnen. Häuslichen oder familiären Verpflichtungen kann nicht mehr oder nur uneingeschränkt nachgekommen werden. Gemeinsame Aktivitäten (Sport, Schwimmen, Sauna, Kino, Theater, Feste, Feiern, essen gehen etc.) scheitern oder werden für alle Beteiligten zu einer extrem unangenehmen und angespannten Situation. Emotionale oder körperliche Nähe wird nicht mehr oder nur eingeschränkt zugelassen. Ohnmacht und Hilflosigkeit können dann bei den Angehörigen entstehen. Oder aber das schreckliche Gefühl, die geliebte Person zu verlieren, weil sie sich zunehmend entfernt und in die eigene Welt zurückzieht. Familienangehörige, Eltern, Lebenspartner oder Freunde fühlen sich daher oftmals sehr belastet, sorgen sich um den geliebten Menschen und sind unmittelbar von der Erkrankung mit betroffen. Sie werden mit Fragen konfrontiert: Sehe ich gut aus? Kann ich mich so sehen lassen? etc. Und wissen nicht, wie Sie reagieren sollen, was Sie sagen sollen, wie Sie sich verhalten sollen, wie Sie der geliebten Person helfen können. Manchmal kann das zu Verzweiflung führen. Die Frage ist also, was können Sie als Angehöriger tun?

1. *Informieren Sie sich über die Störung*
   Das Wissen über die Störung ist wichtig, um sie zu verstehen und um helfen zu können. Dieses Buch ist daher sowohl für Betroffene als auch für Angehörige geschrieben. Wenn Sie typische Symptome erkennen und wissen, welche Faktoren zur Entstehung der Körperdysmorphen Störung beitragen, wodurch Sie aufrechterhalten wird und welche Behandlungsmöglichkeiten es gibt, können Sie als Angehöriger schon unterstützend und motivierend zur Seite stehen. Angehörige ersetzen jedoch keine Therapeuten. Ermutigen und bestärken Sie daher Ihren Angehörigen, professionelle Hilfe in Anspruch zu nehmen.

2. *Geben Sie Ihrem Angehörigen das Gefühl, dass Sie zu ihm stehen, unabhängig davon, was passiert*
   Das Wichtigste, was Sie tun können ist, Ihrem Angehörigen das Gefühl zu geben, dass es neben dem Aussehen noch andere Qualitäten im Leben eines Menschen gibt, die sie/ihn liebenswert und wertvoll machen. Betonen Sie immer wieder all die Dinge, die Sie an ihr/ihm ganz besonders mögen, lieben, achten und schätzen. Lassen Sie dabei das Aussehen immer wieder in den Hintergrund treten und sprechen Sie über andere Dinge!
3. *Nehmen Sie Ihren Angehörigen ernst*
   Wichtig ist, dass Sie Ihrem Angehörigen das Gefühl geben, dass Sie seine Gefühle verstehen, ohne dass Sie diese notwendigerweise auch teilen zu müssen. Bestätigen Sie jedoch *nicht* die Entstellung! Alle anderen Versuche, Ihren Angehörigen von Makellosigkeit überzeugen zu wollen oder über die vermeintliche Hässlichkeit zu diskutieren, sind zum Scheitern verurteilt! Sie bewirken damit genau das Gegenteil davon, was Sie eigentlich erreichen wollten. Die eigene Hässlichkeit wird von den Betroffenen nicht aus rein logischen, sondern aus starken emotionalen Kriterien abgeleitet. Betroffene *fühlen* sich hässlich und gehen davon aus, dass sie demzufolge auch hässlich *sind*. Hinzu kommt, dass Diskussionen über den vermeintlichen Makel bei Ihnen selbst zu Frustrationen und auch Aggressionen führen können. Denn: Ihre Versuche verfehlen das Ziel und es kann das Gefühl entstehen, dass Ihr Angehöriger sich nicht helfen lassen möchte. Der Betroffene wiederum fühlt sich unverstanden oder abgewiesen, verstärkter Rückzug und Abkapselung können die Folge sein.
4. *Erkennen Sie die Auswirkungen Ihres Verhaltens auf die Problematik*
   Wenn Sie aufmerksam den vorliegenden Ratgeber gelesen haben, erkennen Sie möglicherweise Ihre eigene Funktion im Teufelskreis der Körperdysmorphen Störung. Sie helfen Ihrem Angehörigen *nicht*, indem Sie Schönheitsspezialisten aufsuchen oder Schönheitsoperationen bezahlen, in der Hoffnung, danach wird alles besser. Sie helfen auch nicht, indem Sie Ihrem Angehörigen beständig rückversichern, dass sein/ihr Aussehen in Ordnung ist oder aber indem Sie Spiegel abhängen und aufhängen oder aber bewusst lange Pausen im Laufe eines jeden Tages einplanen, so dass Ihr Angehöriger sich um den Makel kümmern kann (mehrmals täglich Kleidung wechseln, Make-up auftragen etc.). Vielmehr verstärken Sie durch diese Aufmerksamkeit, Zuwendung und Rückver-

sicherung das problematische Verhalten, das die Störung aufrechterhält.

5. *Ermutigen Sie Ihren Angehörigen, weniger zu vermeiden, sich konfrontativ einzelnen Situationen zu stellen und dabei auf problematische Verhaltensweisen zu verzichten*
Motivieren Sie Ihren Angehörigen, das Schneckenhaus zu verlassen und nach draußen zu gehen, Aktivitäten, Kontakte, Hobbies zu pflegen oder auch neu zu entdecken. Seien Sie einfallsreich: schenken Sie ihr/ihm einen Gutschein für einen Kletterkurs, eine Bootstour oder einen Malkurs, machen Sie einen Kurz-Trip in eine aufregende Stadt oder einen Kurzurlaub in schöner Natur. Unterstützen Sie sie/ihn, sich verstärkt mit einzelnen Situationen zu konfrontieren und dabei die problematischen Verhaltensweisen wegzulassen. Überlegen Sie gemeinsam, wo er/sie sich konfrontieren könnte und stehen Sie ihr/ihm *mental* bei. Loben Sie sie/ihn für alle Anstrengungen, die sie/er unternimmt, um Veränderungen umzusetzen! Wenn Ihr PartnerIn die betroffene Person ist, so überlegen Sie gemeinsam, wie sie Ihr Leben mit weniger Einschränkungen gestalten möchten – schmieden Sie neue Pläne!

Anhang

Literaturempfehlungen

Im deutschsprachigen Raum existieren bislang noch keine Ratgeber für Betroffene mit Körperdysmorpher Störung und deren Angehörige. Insbesondere für Psychotherapeuten und auch für Interessierte sind bisher folgende deutschsprachige Therapiemanuale erschienen:

Brunhoeber, S. (2009). *Kognitive Verhaltenstherapie bei Körperdysmorpher Störung*. Göttingen: Hogrefe.

Stangier, U. (2002). *Hautkrankheiten und Körperdysmorphe Störung*. Göttingen: Hogrefe.

Auf weitere spezifische deutschsprachige Literatur können wir nicht verweisen, daher verschiedene Hinweise auf englischsprachige Literatur:

Phillips, K. A. (2005). *The broken mirror*. Oxford: University Press.

Pope, H. G., Phillips, K. A. & Olivardia, R. (2000). *The Adonis Complex. The secret crisis of male body obsession*. New York: The Free Press.

Wilhelm, S. (2006). *Feeling good about the way you look. A program for overcoming body image problems*. New York: The Guilford Press.

Web-Adressen

Weitere hilfreiche Informationen können Sie auf folgenden Websiten finden:
- www.dysmorphophobie.de
- www.koerperdysmorphestoerung.de
- www.klinische-psychologie-psychotherapie.de
- www.bddcentral.com (englisch)
- www.bddhelp.com (englisch)

Kontaktadressen

Bislang existieren noch keine aktiven Selbsthilfegruppen. Eine Austauschmöglichkeit bietet jedoch das Internetforum www.dysmorphophobie.de.

Zudem gibt es überregionale Organisationen, die als Anlaufpunkt für die Suche nach (neu gegründeten) Selbsthilfegruppen dienen können, hier einige Adressen:

> Kontakt- und Informationsstelle für Selbsthilfegruppen (SEKIS)
> Albrecht-Achilles-Str. 65
> 10709 Berlin
> www.sekis-berlin.de
>
> Kontakt- und Informationsstelle für Selbsthilfegruppen (NAKOS)
> Wilmersdorfer Str. 39
> 10627 Berlin
> www.nakos.de
>
> Kontakt- und Informationsstelle für Selbsthilfegruppen (KISS)
> Wandsbeker Chaussee 8
> 22089 Hamburg
> www.kiss-hh.de

Verzeichnisse niedergelassener Psychotherapeuten in Ihrer Nähe erhalten Sie bei den Krankenkassen oder den regionalen Psychotherapeutenkammern. Auch über die Deutsche Psychotherapeuten Vereinigung können Sie via Internet Psychotherapeuten vor Ort mit dem Schwerpunkt (Kognitive) Verhaltenstherapie finden:

- www.psychotherapeutenliste.de

Im Folgenden finden Sie eine Liste verschiedener Hochschulambulanzen an Universitäten in Deutschland, an die Sie sich ebenfalls wenden können und die Ihnen behilflich sein werden. Eine vollständige Liste der Ambulanzen finden Sie unter:

- www.klinische-psychologie-psychotherapie.de

Norddeutschland:

Psychotherapieambulanz der Technischen Universität Braunschweig
(Dr. Christoph Kröger, Prof. Dr. Kurt Hahlweg)
Konstantin-Uhde Str. 4
38106 Braunschweig

Psychiatrische Klinik für Psychiatrie und Psychotherapie
Institutsambulanz
Martini-Str. 52
20246 Hamburg

Poliklinische Psychotherapieambulanz der Universität Greifswald
(Dr. Thomas Reininger, Prof. Dr. Alfons Hamm)
Johann-Sebastian-Bach Str. 27
17489 Greifswald

Ostdeutschland:

Hochschulambulanz für Psychotherapie und Psychodiagnostik
der Humboldt-Universität zu Berlin
(Prof. Dr. Norbert Kathmann, Prof. Dr. Thomas Fydrich,
Dr. Ulrike Buhlmann)
Rudower Chaussee 18
12489 Berlin

Ambulanz für Forschung und Lehre der Universität Jena
(Prof. Dr. Gabriele Wilz, Prof. Dr. Wolfgang Miltner)
Humboldtstr. 11
07743 Jena

Institutsambulanz des Instituts für Klinische Psychologie und
Psychotherapie der Technischen Universität Dresden
(Prof. Dr. Jürgen Hoyer, Prof. Dr. Hans-Ulrich Wittchen)
Hohe Straße 53
01187 Dresden

Süddeutschland:

Ambulanz des Instituts für Psychologie der Universität Freiburg
(Prof. Dr. Dr. Jürgen Bengel, Prof. Dr. Brunna Tuschen-Caffier)
Engelbergerstr. 41
79106 Freiburg

Psychotherapeutische Hochschulambulanz des Psychologischen Instituts der Universität Tübingen
(Prof. Dr. Martin Hautzinger, Prof. Dr. Nils Birbaumer)
Gartenstr. 29
72074 Tübingen

Psychotherapeutische Hochschulambulanz der LMU München
(Prof. Dr. Willi Butollo)
Leopoldstr. 13
80802 München

Westdeutschland:

Verhaltenstherapie-Ambulanz der Universität Frankfurt am Main
(Prof. Dr. Ulrich Stangier, Dr. Regina Steil)
Varrentrappstr. 40–42
60486 Frankfurt am Main

Institutsambulanz für Psychotherapie der Universität Mainz
(Prof. Dr. Wolfgang Hiller, Dr. Andrea Benecke)
Wallstr. 13
55122 Mainz

Psychotherapie-Ambulanz der Universität Marburg
(Prof. Dr. Winfried Rief, Dr. Gaby Bleichhardt)
Gutenbergstr. 18
35032 Marburg

Zentrum für Psychotherapie der Ruhr-Universität Bochum
(Prof. Dr. Jürgen Margraf)
Universitätsstr. 150
44780 Bochum

Psychotherapeutische Ambulanz der Universität Bielefeld
(Prof. Dr. Frank Neuner)
Morgenbreede 12
33615 Bielefeld

Arbeitsblätter

Arbeitsblatt: Liegt bei Ihnen eventuell eine Körperdysmorphe Störung vor? 1

	Ja	Nein
1. Sind Sie jemals sehr besorgt über Ihr Aussehen gewesen?	☐	☐
2. Haben Sie jemals eigene Körperteile im Gesicht (z. B. Nase, Mund, Lippen, Wangenknochen) oder Ihre Haut (z. B. Akne, Narben, Falten, Blässe), Haar (z. B. Haarausfall) oder die Form/Größe/Aussehen anderer Körperteile für besonders unattraktiv gehalten?	☐	☐

Wenn ja, markieren Sie in dem Schema, welchen Körperteil Sie besonders unattraktiv finden:

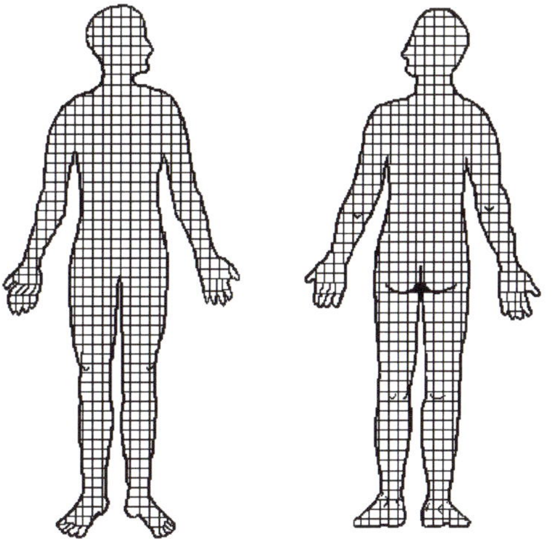

	Ja	Nein
3. Haben Sie sich sehr damit beschäftigt? War es schwer, nicht mehr darüber nachzudenken?	☐	☐
4. Haben Ihnen andere Personen wie z. B. Freunde oder Familienmitglieder gesagt, dass Sie sich über Ihr Aussehen mehr Sorgen machen als Sie sollten?	☐	☐

Arbeitsblatt: Liegt bei Ihnen eventuell eine Körperdysmorphe Störung vor? (Fortsetzung) 1

	Ja	Nein
5. Fühlen Sie sich durch die Beschäftigung mit Ihrem Aussehen stark belastet?	☐	☐
6. Fühlen Sie sich durch die Beschäftigung mit Ihrem Aussehen in verschiedenen Lebensbereichen sehr beeinträchtigt (z. B. an der Arbeit, in der Freizeit, zu Hause, im körperlichen Wohlbefinden)?	☐	☐
7. Hat die Beschäftigung mit Ihrem Aussehen auch Auswirkungen auf Ihre Familie oder Freunde?	☐	☐
8. Waren oder sind Sie schon einmal magersüchtig gewesen?	☐	☐

Auswertung:
Wenn Sie die Fragen 1, 2, 3, 4, 5, 6 und 7 mit „Ja" beantwortet haben und bei Frage 8 „Nein" angekreuzt haben, dann liegt bei Ihnen möglicherweise eine Körperdysmorphe Störung vor.

Arbeitsblatt: Typische Verhaltensweisen 2

	Ja	Nein
1. Führen Sie im Zusammenhang mit Ihrer Sorge um den Makel verschiedene Handlungen durch?	☐	☐
Beispiele für Handlungen (Kreuzen Sie „Ja“ an, falls Sie diese durchführen):		
a) sich vor dem Spiegel, in anderen reflektierenden Oberflächen (Schaufenster, Handy-Displays etc.) prüfen	☐	☐
b) Make-up auftragen	☐	☐
c) Abdecken des Makels mit Kleidung/anderer Bedeckung (Hüte, Basecaps etc.)	☐	☐
d) das eigene Aussehen mit dem anderer Leute vergleichen	☐	☐
e) andere zum eigenen Aussehen befragen, sich mit ihnen über Aussehen unterhalten	☐	☐
f) den Makel abtasten	☐	☐
g) Vermeidung von bestimmten Orten/Situationen (z. B. Sauna, Schwimmbad, Parties, Familienfeiern)	☐	☐
h) Besuch plastischer Chirurgen/Hautärzte/andere Behandlungen	☐	☐

Andere ganz persönliche typische Verhaltensweisen:

i) ______________________________

j) ______________________________

k) ______________________________

l) ______________________________

m) ______________________________

n) ______________________________

Arbeitsblatt: Typische Verhaltensweisen (Fortsetzung) 2

	Ja	Nein
2. Verbringen Sie täglich im Durchschnitt mehr als eine Stunde mit diesen Handlungen?	☐	☐
3. Beeinflussen die oben aufgeführten Handlungen Ihre sozialen und beruflichen Aktivitäten? Fühlen Sie sich dadurch eingeschränkt?	☐	☐
4. Belastet Sie das Ausführen dieser Handlungen stark?	☐	☐
5. Wenn Sie am Ausführen dieser Handlungen gehindert würden, würde Ihnen das Angst bereiten?	☐	☐
6. Müssen Sie sich sehr bemühen, um diesen Handlungen zu widerstehen, sie nicht durchzuführen?	☐	☐
7. Haben Sie Kontrolle über die Handlungen oder sind sie nur mit Schwierigkeiten kontrollierbar?	☐	☐

Auswertung:
Wenn Sie auf Frage 1 bis 7 mit „Ja“ geantwortet haben, so ist das ein Hinweis dafür, dass diese problematischen Verhaltensweisen einen großen Raum in Ihrem Leben einnehmen.

Arbeitsblatt: Negative Gedanken und Bewertungen 3

Meine ganz persönlichen Gedanken bezüglich des Makels:

a) ____________________

b) ____________________

c) ____________________

d) ____________________

e) ____________________

	Ja	Nein
1. Verbringen Sie im Durchschnitt mehr als eine Stunde damit, über Ihren Makel nachzudenken?	☐	☐
2. Fühlen Sie sich durch Ihre Gedanken in sozialen/beruflichen Aktivitäten beeinträchtigt? Gibt es etwas, das Sie wegen der Gedanken nicht tun können?	☐	☐
3. Fühlen Sie sich durch Ihre Gedanken über den/die Makel sehr belastet?	☐	☐
4. Müssen Sie sich sehr bemühen, den Gedanken zu widerstehen, sie zu ignorieren oder Ihre Aufmerksamkeit davon abzuwenden?	☐	☐
5. Können Sie Ihre Gedanken über den/die körperlichen Makel nur kontrollieren, indem Sie sie unterbrechen oder sich davon ablenken?	☐	☐

Auswertung:
Wenn Sie auf Frage 1 bis 5 mit „Ja“ geantwortet haben so ist dies ein Hinweis, dass die Gedanken einen großen Einfluss auf Sie haben.

Arbeitsblatt: Ein eigenes Modell der Körperdysmorphen Störung entwickeln 4

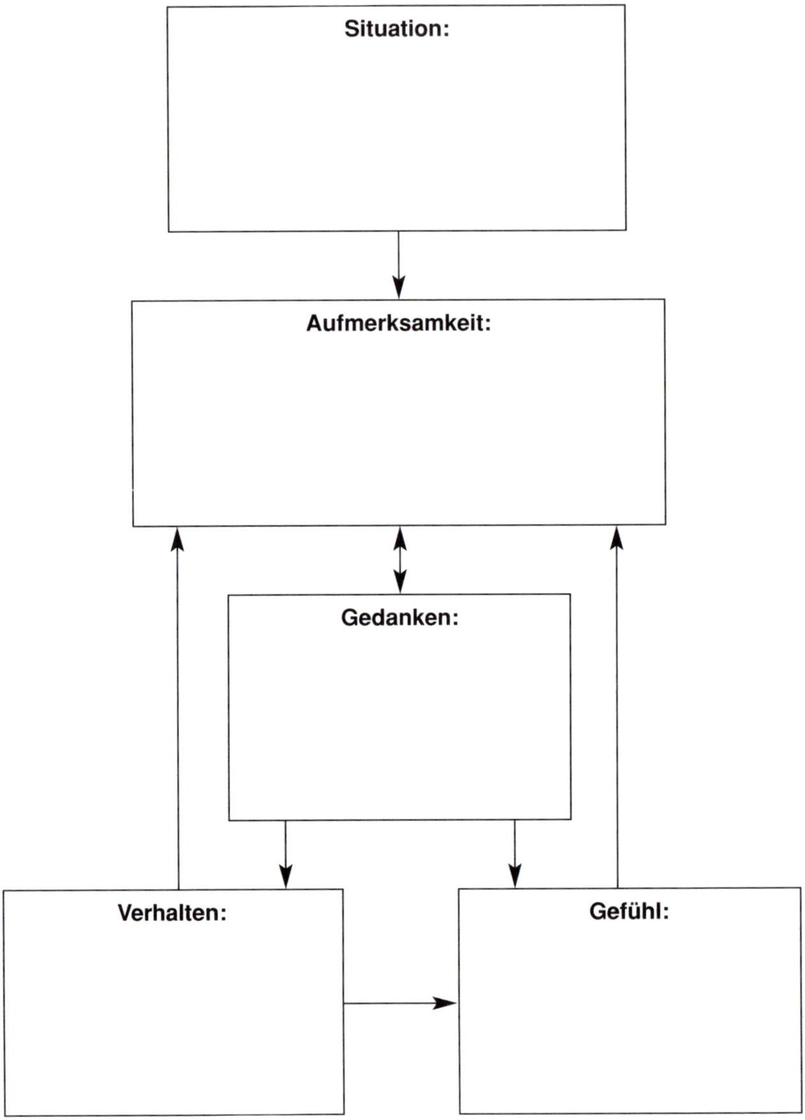

Arbeitsblatt: Persönliche Angsthierarchie 5

Situation	Intensität der Angst (0–100)	Vermeidung (0–100)	... was die Situation erschwert	... was die Situation erleichtert

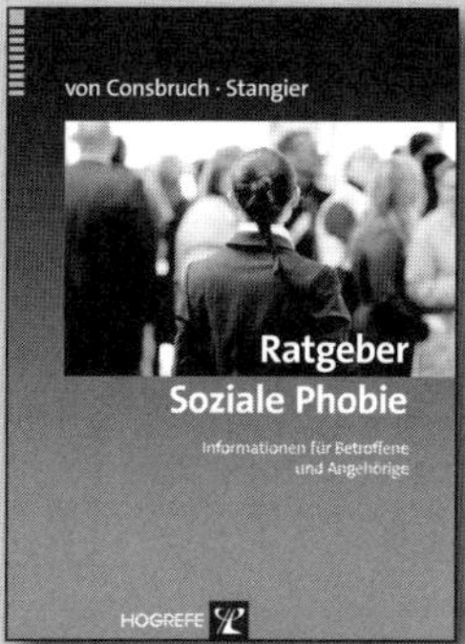

Katrin von Consbruch · Ulrich Stangier

Ratgeber Soziale Phobie

Informationen für Betroffene und Angehörige

(Ratgeber zur Reihe »Fortschritte der Psychotherapie«, Band 20)
2010, 83 Seiten, Kleinformat, € 9,95 / sFr. 16,90
ISBN 978-3-8017-2092-6

Der Ratgeber liefert zahlreiche Hinweise, wie Menschen mit sozialen Ängsten selbstbewusstes Verhalten in sozialen Situationen erlernen können.

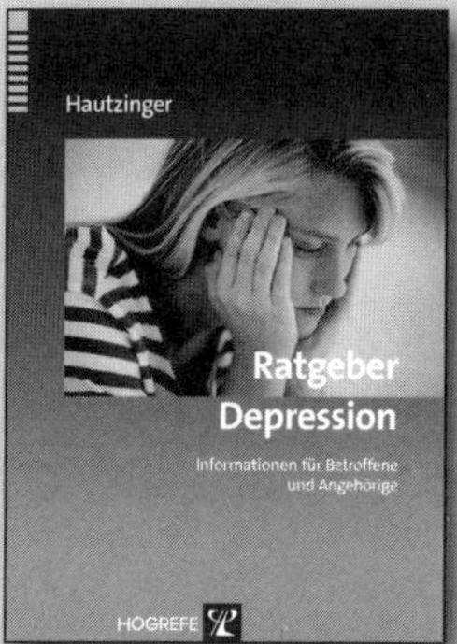

Martin Hautzinger

Ratgeber Depression

Informationen für Betroffene und Angehörige

(Ratgeber zur Reihe: »Fortschritte der Psychotherapie«, Band 13)
2006, 75 Seiten, Kleinformat, € 8,95 / sFr. 14,60
ISBN 978-3-8017-1879-4

Depression ist eine häufige Erkrankung, von der immer mehr Menschen betroffen sind. Der Ratgeber klärt über die Beschwerden und das Krankheitsbild, die Ursachen und die Behandlungsmöglichkeiten auf. Außerdem werden Selbsthilfemöglichkeiten vorgestellt. Er hilft dabei, die eigene Krankheit bzw. die Krankheit eines Angehörigen oder Freundes besser zu verstehen.

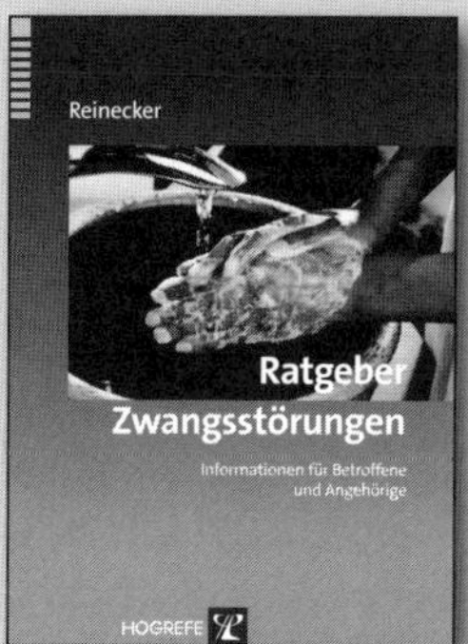

Hans Reinecker

Ratgeber Zwangsstörungen

Informationen für Betroffene und Angehörige

(Ratgeber zur Reihe »Fortschritte der Psychotherapie«, Band 12)
2006, 67 Seiten, Kleinformat, € 8,95 / sFr. 14,60
ISBN 978-3-8017-1933-3

Der Ratgeber informiert fachlich fundiert und mit Hilfe zahlreicher Fallbeispiele über die verschiedenen Formen von Zwangsstörungen und deren Behandlungsmöglichkeiten.

HOGREFE